Yves Collins

La nutrition sportive pour les débutants

Yves Collins

La nutrition sportive pour les débutants

Comment manger comme les champions

Éditions Vie

Imprint
Any brand names and product names mentioned in this book are subject to trademark, brand or patent protection and are trademarks or registered trademarks of their respective holders. The use of brand names, product names, common names, trade names, product descriptions etc. even without a particular marking in this work is in no way to be construed to mean that such names may be regarded as unrestricted in respect of trademark and brand protection legislation and could thus be used by anyone.

Cover image: www.ingimage.com

Publisher:
Éditions Vie
is a trademark of
Dodo Books Indian Ocean Ltd. and OmniScriptum S.R.L publishing group

120 High Road, East Finchley, London, N2 9ED, United Kingdom
Str. Armeneasca 28/1, office 1, Chisinau MD-2012, Republic of Moldova, Europe
Printed at: see last page
ISBN: 978-613-9-59258-6

LA NUTRITION SPORTIVE POUR LES DEBUTANTS

Table des matières

Introduction

La nutrition sportive est l'un des aspects les plus importants de toute routine d'entraînement. En effet, ce que vous mangez avant, pendant et après l'entraînement peut faire la différence entre de bonnes performances et de grands succès. Et c'est exactement ce que vous allez découvrir dans ce livre.

Les meilleurs conseils ont été réunis avec les dernières recherches en matière de nutrition sportive et les astuces les plus efficaces pour vous aider à optimiser votre alimentation et votre hydratation. Vous apprendrez à choisir les bons aliments pour soutenir votre corps pendant l'exercice, à gérer votre apport en nutriments essentiels et à mieux comprendre le fonctionnement de votre corps.

Les recettes sont délicieuses et faciles à préparer, ce qui vous permettra de chouchouter votre corps tout en prenant soin de lui. Que vous soyez débutant ou sportif confirmé, vous trouverez dans ce livre les conseils et les informations nécessaires pour améliorer votre alimentation et vos performances.

Alors, êtes-vous prêt à découvrir comment vous alimenter comme un champion ? Rejoignez-nous dans ce voyage passionnant à la découverte de la nutrition sportive !

Chapitre 1
LES BASES DE LA NUTRITION SPORTIVE

1.1 Les macronutriments : protéines, glucides et lipides

Les macronutriments sont les nutriments essentiels que notre corps utilise pour fournir de l'énergie et pour construire et réparer les tissus musculaires. Les trois principaux macronutriments sont les protéines, les glucides et les lipides, et chacun a un rôle important à jouer dans l'alimentation d'un athlète.

- **Protéines** : les protéines sont nécessaires à la croissance et à la réparation des tissus musculaires. Les sources de protéines comprennent la viande, le poisson, les œufs, les produits laitiers, les légumineuses et les noix. Pour les sportifs, il est recommandé de consommer quotidiennement entre 1,2 et 2 g de protéines par kilogramme de poids corporel.

- **Glucides** : les glucides sont la principale source d'énergie pour les muscles. Les sources de glucides comprennent les fruits, les légumes, les céréales, les pâtes et le riz. Pour les sportifs, il est recommandé de consommer quotidiennement entre 5 et 7 g de glucides par kilogramme de poids corporel.

- **Lipides :** les lipides sont une source d'énergie importante et sont également nécessaires à la santé des cellules. Les sources de lipides comprennent les huiles, les noix et les graines, les avocats et les poissons gras. Pour les sportifs, il est recommandé de consommer quotidiennement entre 1 et 2 g de lipides par kilogramme de poids corporel.

Il est important de noter que les besoins en macronutriments peuvent varier d'une personne à l'autre en fonction de l'âge, du sexe, du poids et de l'activité physique. Il est donc important de travailler avec un professionnel de la santé ou un diététicien qualifié pour déterminer vos besoins individuels en macronutriments.

En comprenant le rôle de chaque nutriment et en choisissant des sources de qualité, vous pourrez maximiser vos performances sportives et votre santé générale. Surveillez donc votre alimentation et assurez-vous que vous fournissez à votre corps les nutriments essentiels dont il a besoin pour réussir.

1.2 Micronutriments : vitamines et minéraux

1.2.1 L'importance des vitamines hydrosolubles

Nous allons aborder l'importance des vitamines hydrosolubles dans l'alimentation des sportifs. Les vitamines hydrosolubles sont des nutriments essentiels qui ne sont pas stockés dans l'organisme et qui doivent donc être consommés régulièrement. Elles jouent un rôle clé dans la production d'énergie, la régulation du métabolisme et le renforcement du système immunitaire.

Les sportifs ont souvent un besoin plus important en vitamines hydrosolubles en raison de leur métabolisme accru. Les vitamines B, par exemple, sont importantes pour la production d'énergie à partir des glucides, tandis que la vitamine C contribue à renforcer le système immunitaire et à réduire l'inflammation. Les sportifs qui ne consomment pas suffisamment de vitamines hydrosolubles peuvent ressentir de la fatigue, une faiblesse musculaire et un risque accru d'infections.

Parmi les sources de vitamines hydrosolubles figurent les agrumes, les baies, les légumes verts et les céréales complètes. Les sportifs peuvent intégrer ces aliments dans leur régime alimentaire afin de s'assurer qu'ils couvrent leurs besoins en vitamines hydrosolubles. Les jus d'agrumes et les smoothies à base de fruits et de légumes peuvent également contribuer à augmenter l'apport en vitamines hydrosolubles.

Il est important de noter que les vitamines hydrosolubles sont sensibles à la chaleur et à l'eau, ce qui signifie qu'elles peuvent être perdues lors de la cuisson et du lavage. Il est donc préférable de consommer les aliments crus ou légèrement cuits afin de préserver leur teneur en vitamines. Les sportifs peuvent également envisager de prendre des compléments alimentaires contenant des vitamines hydrosolubles afin de s'assurer qu'ils couvrent leurs besoins quotidiens.

Les vitamines hydrosolubles sont des nutriments importants pour les sportifs, qui les aident à maintenir un métabolisme sain, à renforcer leur système immunitaire et à améliorer leurs performances sportives. Les sportifs devraient consommer suffisamment de vitamines hydrosolubles pour s'assurer de couvrir leurs besoins quotidiens. Parmi les sources de vitamines hydrosolubles figurent les agrumes, les baies, les légumes verts et les céréales complètes. Les sportifs peuvent également envisager de prendre des compléments alimentaires contenant des vitamines hydrosolubles afin de s'assurer qu'ils atteignent leurs besoins quotidiens.

1.2.2 Les minéraux pour l'hydratation et la régulation de l'équilibre électrolytique.

Les minéraux sont impliqués dans de nombreuses fonctions corporelles, telles que la régulation de la pression artérielle, le maintien de l'équilibre acido-basique, la production d'énergie et la contraction musculaire. Pour les sportifs et les amateurs de sport, les minéraux sont particulièrement importants pour l'hydratation et la récupération après l'exercice.

Lorsque vous vous entraînez, votre corps transpire pour réguler sa température interne. Cette transpiration entraîne une perte de liquide et de minéraux tels que le sodium, le potassium et le magnésium. Si vous ne remplacez pas ces minéraux, vous risquez de vous déshydrater et d'avoir des crampes musculaires.

Il est donc important de consommer des aliments riches en minéraux comme les bananes, les avocats, les épinards et les fruits secs. Vous pouvez également vous hydrater avec des boissons électrolytiques qui contiennent des minéraux essentiels pour maintenir l'équilibre hydrique de votre corps.

Les minéraux tels que le calcium, le zinc et le fer aident à réparer les tissus musculaires endommagés et à augmenter la densité osseuse. Cela permet à votre corps de récupérer plus rapidement et de mieux se préparer à votre prochaine séance d'entraînement.

Votre corps est votre outil le plus précieux en tant qu'athlète ou passionné de sport, alors prenez soin de lui en lui apportant les nutriments dont il a besoin.

1.2.3 Des antioxydants pour la récupération et la protection cellulaire

Les antioxydants sont des substances naturelles que l'on trouve dans les aliments tels que les fruits, les légumes, les noix et les graines. Ils sont essentiels pour protéger nos cellules des dommages causés par les radicaux libres. Les radicaux libres sont des molécules instables que notre corps produit en réaction au stress, à l'exposition aux toxines et à l'exercice physique intense.

Lorsque les radicaux libres sont produits, ils peuvent endommager les cellules et les tissus environnants, ce qui peut entraîner des maladies chroniques et des problèmes de santé. Les antioxydants aident à neutraliser ces radicaux libres en les empêchant de causer d'autres dommages.

En ce qui concerne la récupération et la protection cellulaire, les antioxydants peuvent aider à réduire l'inflammation, à améliorer la circulation sanguine, à favoriser la régénération cellulaire et à augmenter la résistance aux maladies. En d'autres termes, si vous êtes sportif ou simplement actif, les antioxydants peuvent vous aider à récupérer plus rapidement après l'exercice, à réduire les douleurs musculaires et à améliorer vos performances globales.

Parmi les aliments riches en antioxydants, on trouve les fruits rouges, les agrumes, les baies, les légumes à feuilles vertes, les noix et les graines. Vous pouvez également envisager de prendre des compléments alimentaires contenant des antioxydants tels que la vitamine C, la vitamine E, le sélénium et le zinc, qui vous aideront à couvrir vos besoins en antioxydants.

En incluant dans notre alimentation des aliments riches en antioxydants et en prenant des compléments alimentaires appropriés, nous pouvons protéger nos cellules contre les dommages, accélérer notre récupération après l'exercice et améliorer notre santé générale. Pensez donc à faire le plein d'antioxydants dans votre alimentation pour atteindre vos objectifs de santé et de bien-être !

Cela permettra à votre corps de récupérer plus rapidement et de mieux se préparer à votre prochaine séance d'entraînement.

Votre corps est votre outil le plus précieux en tant qu'athlète ou passionné de sport, alors prenez soin de lui en lui apportant les nutriments dont il a besoin.

Les antioxydants sont des substances naturelles que l'on trouve dans des aliments tels que les fruits, les légumes, les noix et les graines. Ils sont importants pour protéger nos cellules des dommages causés par les radicaux libres. Les radicaux libres sont des molécules instables que notre corps produit en réaction au stress, à l'exposition aux toxines et à l'exercice physique intense.

Lorsque les radicaux libres sont produits, ils peuvent endommager les cellules et les tissus environnants, ce qui peut entraîner des maladies chroniques et des problèmes de santé. Les antioxydants aident à neutraliser ces radicaux libres en les empêchant de causer d'autres dommages.

En ce qui concerne la récupération et la protection cellulaire, les antioxydants peuvent aider à réduire l'inflammation, à améliorer la circulation sanguine, à favoriser la régénération cellulaire et à augmenter la résistance aux maladies. En d'autres termes, si vous êtes sportif ou simplement actif, les antioxydants peuvent vous aider à récupérer plus rapidement après l'exercice, à réduire les douleurs musculaires et à améliorer vos performances globales.

Parmi les aliments riches en antioxydants, on trouve les fruits rouges, les agrumes, les baies, les légumes à feuilles vertes, les noix et les graines. Vous pouvez également envisager de prendre des compléments alimentaires contenant des antioxydants tels que la vitamine C, la vitamine E, le sélénium et le zinc, qui vous aideront à couvrir vos besoins en antioxydants.

En incluant dans notre alimentation des aliments riches en antioxydants et en prenant des compléments alimentaires appropriés, nous pouvons protéger nos cellules contre les dommages, accélérer notre récupération après l'exercice et améliorer notre santé générale. Pensez donc à faire le plein d'antioxydants dans votre alimentation pour atteindre vos objectifs de santé et de bien-être !

1.3 L'importance de l'hydratation

Imaginez que votre corps est une voiture de course. Pour qu'il fonctionne de manière optimale, vous devez fournir le carburant nécessaire, mais vous devez également veiller à ce que le système de refroidissement fonctionne correctement. C'est exactement la même chose pour votre corps lorsque vous faites du sport. Vous devez fournir à votre corps les nutriments et l'eau dont il a besoin pour fonctionner de manière optimale.

L'hydratation est l'un des éléments les plus importants de la nutrition sportive. L'eau est un élément essentiel de notre corps et représente environ 60 % de notre poids corporel. Lorsque vous vous entraînez, vous perdez de l'eau par la transpiration, la respiration et l'urine. Si vous ne remplacez pas cette eau, vous risquez de vous déshydrater, ce qui peut entraîner des crampes musculaires, de la fatigue, une baisse des performances et, dans les cas graves, une insuffisance rénale.

Quelle quantité d'eau faut-il donc boire ? Les besoins en eau varient d'une personne à l'autre et dépendent de nombreux facteurs tels que la température, l'humidité, l'intensité de l'effort et la durée de l'entraînement. Il est toutefois recommandé de boire environ 500 ml d'eau 2 heures avant l'entraînement, 250 ml toutes les 15-20 minutes pendant l'entraînement et 500 ml après l'entraînement pour remplacer le liquide perdu.

Outre l'eau, il est également important de prendre en considération les boissons électrolytiques. Les boissons électrolytiques contiennent des minéraux tels que le sodium, le potassium et le magnésium, qui sont perdus lors de la transpiration. Ces minéraux sont importants pour maintenir l'équilibre hydrique et électrolytique de notre corps. Les boissons électrolytiques peuvent également contribuer à prévenir les crampes musculaires et à améliorer l'endurance, notamment lors d'exercices prolongés ou intenses.

Il est toutefois important de choisir des boissons électrolytiques qui ne contiennent pas trop de sucre ajouté. Le sucre peut ralentir l'absorption d'eau dans l'estomac, ce qui peut ralentir la récupération et entraîner des problèmes d'estomac.

A part l'eau et les boissons électrolytiques, vous pouvez également obtenir de l'eau à partir d'aliments hydratants. Les fruits et les légumes contiennent de grandes quantités d'eau ainsi que des nutriments essentiels à la performance sportive. La pastèque, le concombre et la courgette sont particulièrement riches en eau, ce qui en fait un choix idéal pour les collations hydratantes.

Il est important de noter qu'une déshydratation peut se produire même si vous ne ressentez pas la soif. C'est pourquoi il est important de boire de l'eau régulièrement tout au long de la journée, même si vous ne faites pas d'exercice physique.

En résumé, l'hydratation est l'un des éléments les plus importants de la nutrition sportive. En fournissant à votre corps la bonne quantité d'eau et de minéraux, vous pouvez améliorer vos performances, prévenir les crampes musculaires et accélérer votre récupération. Pensez donc à boire suffisamment d'eau, à choisir les bonnes boissons électrolytiques et à consommer des aliments hydratants pour garder votre corps en bonne santé et fonctionner de manière optimale.

1.4 Compléments alimentaires

Pour commencer, qu'est-ce qu'un complément alimentaire ? Il s'agit simplement d'un produit qui contient des ingrédients nutritionnels tels que des vitamines, des minéraux, des protéines ou des acides aminés et qui est destiné à compléter votre alimentation quotidienne.

Dans le contexte de la nutrition sportive, les compléments alimentaires peuvent contribuer à augmenter l'endurance, à améliorer la récupération après l'entraînement et à favoriser la croissance musculaire. Bien entendu, il est important de rappeler que les compléments alimentaires ne remplacent pas une alimentation équilibrée et une activité physique régulière. Ils ne sont qu'un moyen supplémentaire d'optimiser vos résultats.

Parmi les compléments alimentaires les plus courants en matière de nutrition sportive, on trouve les protéines en poudre, les acides aminés, la créatine et les multivitamines. Chacun de ces compléments alimentaires présente des avantages spécifiques pour les athlètes et les sportifs.

Les protéines en poudre, par exemple, sont un excellent moyen d'augmenter votre apport en protéines, qui sont essentielles à la croissance et à la réparation des muscles. Les acides aminés, quant à eux, sont les éléments constitutifs des protéines et peuvent aider à réduire la fatigue musculaire pendant l'entraînement.

La créatine est un autre complément populaire dans l'alimentation sportive. Elle est produite naturellement par le corps et aide à fournir de l'énergie aux muscles lors d'exercices de haute intensité. En prenant un supplément de créatine, vous pouvez augmenter la quantité disponible dans le corps, ce qui peut contribuer à améliorer la force et l'endurance pendant l'entraînement.

Enfin, les multivitamines peuvent aider à combler d'éventuelles lacunes dans votre alimentation et à maintenir une bonne santé générale. Les vitamines et les minéraux jouent un rôle essentiel dans de nombreuses fonctions de l'organisme, y compris la production d'énergie, la récupération musculaire et la santé des os et des articulations. En prenant un complément multivitaminé, vous pouvez vous assurer que votre corps reçoit tous les nutriments dont il a besoin pour fonctionner de manière optimale.

Il est important de noter que tous les compléments alimentaires ne sont pas créés de la même manière. Il est essentiel que vous choisissiez des produits de qualité, fabriqués par des entreprises réputées et répondant à des normes strictes de qualité et de sécurité. Il est également important de suivre les instructions d'utilisation et de ne pas dépasser les doses recommandées.

Enfin, il est important de se rappeler que les compléments alimentaires ne sont qu'une partie de votre plan d'alimentation et d'entraînement. Pour obtenir des résultats optimaux, il est essentiel de suivre une alimentation équilibrée, riche en nutriments et adaptée à vos besoins individuels, ainsi qu'un programme d'entraînement régulier et efficace.

En résumé, les compléments alimentaires peuvent être un outil puissant dans l'arsenal des sportifs et des athlètes qui souhaitent améliorer leurs performances. Si vous choisissez les bons produits et que vous les utilisez à bon escient, vous pouvez contribuer à augmenter votre endurance, à améliorer votre récupération et à favoriser la croissance musculaire. N'hésitez donc pas à explorer les différentes options disponibles et à les intégrer dans votre programme d'alimentation et d'entraînement pour atteindre vos objectifs sportifs les plus ambitieux !

1.5 Les mythes de la nutrition sportive

Nous allons parler des mythes les plus courants en matière de nutrition sportive et les démystifier pour vous aider à atteindre vos objectifs de manière efficace et saine.

Mythe n°1 : Les protéines en poudre font grossir

L'un des plus grands mythes de la nutrition sportive est que les protéines en poudre font grossir. C'est faux ! Les protéines sont en fait essentielles à la croissance et à la réparation des muscles, et peuvent vous aider à perdre du poids en augmentant votre métabolisme et en vous aidant à vous sentir rassasié plus longtemps.

Mythe n°2 : Les glucides sont mauvais pour vous

Un autre mythe courant est que les glucides sont mauvais pour vous et qu'ils doivent être évités si vous voulez perdre du poids ou améliorer vos performances sportives. En réalité, les glucides sont une source importante d'énergie pour votre corps et sont essentiels pour soutenir une activité physique intense.

Mythe n°3 : Les compléments alimentaires sont dangereux

Il est vrai que certains compléments alimentaires peuvent être dangereux s'ils sont mal utilisés ou si vous choisissez des produits de qualité inférieure. Cependant, la plupart des compléments alimentaires sont sans danger lorsqu'ils sont utilisés conformément aux instructions et achetés auprès de fabricants réputés.

Mythe n°4 : Il faut manger beaucoup de protéines pour développer ses muscles

Bien que les protéines soient importantes pour la croissance musculaire, il est un mythe de penser que vous devez manger des quantités massives de protéines pour développer vos muscles. En réalité, l'apport en protéines doit être équilibré avec l'apport en glucides et en graisses pour soutenir une croissance musculaire saine.

Mythe n°5 : Il faut éviter les graisses

Les graisses ont longtemps été diabolisées dans le monde de la nutrition sportive, mais la vérité est que les graisses saines sont essentielles pour la santé et les performances sportives. Les graisses saines, telles que celles que l'on trouve dans les noix, les avocats et les huiles végétales, peuvent aider à réduire l'inflammation, à soutenir la santé cardiovasculaire et à améliorer la récupération après l'exercice.

Mythe n°6 : Les régimes alimentaires stricts sont la clé du succès

Il est courant de penser que les régimes alimentaires stricts, tels que les régimes faibles en glucides ou les régimes riches en protéines, sont la clé du succès en matière de nutrition sportive. Cependant, ces régimes peuvent être difficiles à suivre à long terme et peuvent même nuire à vos performances si vous ne consommez pas suffisamment de nutriments essentiels.

Mythe n°7 : Les suppléments sont plus importants que la nourriture réelle

Bien que les compléments alimentaires puissent être utiles pour soutenir vos performances sportives, il est important de rappeler que la nourriture réelle est la pierre angulaire de toute alimentation saine et équilibrée. Les suppléments ne doivent jamais remplacer une alimentation saine et variée.

En conclusion, la nutrition sportive est un domaine complexe et il est facile de tomber dans les pièges des mythes courants. En gardant ces mythes en tête et en vous éduquant sur les principes de base de la nutrition sportive, vous pouvez atteindre vos objectifs de manière efficace et saine. Alors n'hésitez pas à explorer les différentes options disponibles et à consulter un professionnel de la santé ou de la nutrition pour vous aider à créer un plan de nutrition qui vous convient le mieux.

Chapitre 2
Planifier son alimentation

2.1 Les besoins nutritionnels selon le sport pratiqué

Nous allons parler des besoins nutritionnels spécifiques pour chaque sport et comment adapter votre alimentation pour optimiser vos performances.

Chaque sport a des exigences nutritionnelles uniques en fonction de la durée, de l'intensité et du type d'activité. Prenons l'exemple de la course à pied. Les coureurs ont besoin de beaucoup de glucides pour fournir de l'énergie à leur corps pendant de longues périodes d'activité, ainsi que de protéines pour réparer les muscles endommagés pendant l'exercice. Les coureurs devraient donc consommer des aliments riches en glucides complexes tels que des pâtes, des pommes de terre et des fruits pour soutenir leur endurance, ainsi que des aliments riches en protéines tels que le poulet, le poisson et les œufs pour soutenir la récupération musculaire.

Pour les sports de force tels que la musculation, les haltères ou la gymnastique, les besoins en protéines sont essentiels pour stimuler la croissance musculaire. Les athlètes de force devraient consommer des sources de protéines de haute qualité telles que le poulet, le poisson, les œufs et les protéines en poudre pour soutenir leur développement musculaire. Les glucides sont également importants pour fournir de l'énergie pendant l'entraînement.

Les sports d'équipe tels que le football, le basket-ball ou le rugby ont des besoins nutritionnels plus complexes en raison de la variété des mouvements et des exigences physiques. Les athlètes d'équipe devraient consommer une alimentation équilibrée avec des quantités adéquates de glucides, de protéines et de graisses pour soutenir leur endurance, leur force et leur agilité. Les aliments riches en nutriments tels que les légumes verts à feuilles devraient être inclus dans leur régime alimentaire pour soutenir la récupération musculaire et prévenir les blessures.

Pour les sports de combat tels que la boxe, la lutte ou les arts martiaux, les besoins en protéines sont importants pour soutenir la récupération musculaire après des séances d'entraînement intenses. Les combattants devraient également consommer des aliments riches en nutriments tels que des légumes verts à feuilles, des baies et des noix pour soutenir la santé cardiaque et prévenir les dommages oxydatifs.

En résumé, chaque sport a des besoins nutritionnels spécifiques et une alimentation équilibrée est essentielle pour soutenir les performances sportives. Les athlètes devraient consommer des aliments riches en glucides complexes, en protéines de haute qualité et en graisses saines pour soutenir leur endurance, leur force et leur récupération musculaire. Alors n'hésitez pas à explorer les différentes options disponibles et à consulter un professionnel de la santé ou de la nutrition pour vous aider à créer un plan de nutrition adapté à votre sport et à vos besoins individuels.

2.2 Les différents types de régimes alimentaires pour les sportifs

Si vous êtes un athlète ou un amateur de sport, vous savez que votre alimentation peut avoir un impact significatif sur votre performance. Aujourd'hui, nous allons explorer les différents types de régimes alimentaires pour les sportifs et comment ils peuvent vous aider à atteindre vos objectifs.

Le premier type de régime alimentaire pour les sportifs est le régime riche en glucides. Les glucides sont la principale source d'énergie pour le corps, et les athlètes ont besoin de beaucoup d'énergie pour leurs séances d'entraînement et leurs compétitions. Les aliments riches en glucides comprennent les pâtes, le riz, le pain et les fruits. Si vous êtes un coureur de marathon ou un cycliste, un régime riche en glucides peut vous aider à maintenir votre énergie tout au long de votre entraînement. Mais attention, il est important de choisir des glucides complexes qui sont digérés lentement pour éviter les montées et chutes de glycémie.

Le deuxième type de régime alimentaire pour les sportifs est le régime riche en protéines. Les protéines sont essentielles pour la construction et la réparation des muscles, ce qui est important pour les athlètes qui cherchent à augmenter leur masse musculaire et leur force. Les aliments riches en protéines comprennent la viande, le poisson, les œufs, les noix et les graines. Si vous êtes un haltérophile ou un bodybuilder, un régime riche en protéines peut vous aider à atteindre vos objectifs de renforcement musculaire.

Le troisième type de régime alimentaire pour les sportifs est le régime riche en graisses saines. Les graisses saines, comme celles trouvées dans les noix, les avocats et les huiles végétales, sont importantes pour la santé cardiaque et le maintien d'un poids corporel sain. Les athlètes d'endurance, comme les coureurs de marathon, peuvent bénéficier d'un régime riche en graisses saines car il leur permet de devenir plus efficaces en brûlant les graisses comme source d'énergie pendant de longues périodes d'effort.

Le quatrième type de régime alimentaire pour les sportifs est le régime végétarien ou végétalien. Les adeptes de ces régimes excluent la viande et parfois les produits laitiers et les œufs de leur alimentation. Bien qu'il puisse sembler difficile pour un athlète de ne pas consommer de viande, il est tout à fait possible de suivre un régime végétarien ou végétalien et d'obtenir suffisamment de protéines, de glucides et de graisses saines en mangeant des légumes, des fruits, des noix, des graines et des légumineuses. Si vous êtes un athlète végétarien ou végétalien, il est important de planifier soigneusement vos repas pour vous assurer que vous obtenez tous les nutriments dont vous avez besoin.

Enfin, le cinquième type de régime alimentaire pour les sportifs est le régime de perte de poids. Si vous cherchez à perdre du poids pour améliorer votre performance ou votre santé, un régime de perte de poids peut vous aider. Cependant, il est important de suivre un régime de perte de poids sain qui ne compromet pas votre apport nutritionnel ou votre énergie pour l'entraînement. Un régime de perte de poids efficace pour les sportifs devrait inclure des aliments riches en nutriments et des portions contrôlées pour maintenir un apport calorique suffisant.

En conclusion, il existe de nombreux types de régimes alimentaires pour les sportifs, chacun ayant ses avantages et ses inconvénients. Il est important de choisir un régime qui convient à votre type d'activité physique et à vos objectifs personnels. N'oubliez pas que la nutrition sportive est un domaine complexe et qu'il est important de consulter un professionnel de la santé ou un diététicien pour obtenir des conseils personnalisés sur votre alimentation. Alors, à vos fourchettes et bon appétit !

2.3 Comment planifier ses repas en fonction de son emploi du temps

Comment planifier ses repas en fonction de son emploi du temps chargé ? Ne vous inquiétez pas, aujourd'hui, nous allons vous donner quelques astuces pour vous aider à planifier vos repas en toute simplicité !

Tout d'abord, il est important de comprendre que la planification des repas pour les sportifs ne doit pas être compliquée. Il suffit de suivre quelques principes de base pour s'assurer que vous obtenez les nutriments dont vous avez besoin pour votre entraînement et votre récupération. Voici les étapes à suivre pour planifier vos repas en fonction de votre emploi du temps :

1. Commencez par établir un calendrier de vos séances d'entraînement et de vos compétitions. Cela vous permettra de savoir quand vous aurez besoin d'énergie supplémentaire et quand vous aurez besoin de récupération.

2. Ensuite, déterminez vos besoins en nutriments en fonction de votre type d'activité physique et de votre niveau d'intensité. Les sportifs ont besoin de plus de glucides, de protéines et de graisses saines que les personnes sédentaires pour maintenir leur énergie, leur force et leur endurance.

3. Planifiez vos repas en fonction de vos besoins en nutriments. Par exemple, si vous avez une séance d'entraînement intense le matin, un petit-déjeuner riche en glucides et en protéines sera important pour vous fournir l'énergie nécessaire. Si vous avez une compétition dans l'après-midi, vous aurez besoin d'un déjeuner riche en glucides pour maintenir votre énergie tout au long de la journée.

4. Préparez vos repas à l'avance. Cela peut sembler fastidieux, mais c'est un excellent moyen de gagner du temps et de vous assurer que vous mangez des aliments sains et nutritifs. Vous pouvez préparer des repas à l'avance le week-end pour la semaine à venir ou préparer vos repas du soir pour le lendemain matin. Pensez à des repas simples mais équilibrés, comme des œufs brouillés avec des légumes et du pain complet, une salade de quinoa avec des légumes et des noix, ou un smoothie avec des fruits, des légumes et des protéines en poudre.

5. Si vous êtes pressé et que vous n'avez pas le temps de préparer des repas, pensez à des options pratiques et saines. Par exemple, vous pouvez acheter des légumes pré-coupés, des fruits frais, des barres protéinées ou des shakes prêts à boire. Les portions individuelles sont également très pratiques pour manger sur le pouce.

6. N'oubliez pas de rester hydraté tout au long de la journée. Buvez de l'eau régulièrement et apportez une bouteille d'eau avec vous pendant vos séances d'entraînement.

Enfin, gardez à l'esprit que la planification des repas ne doit pas être parfaite. Il est normal de faire des erreurs ou de manquer de temps pour préparer un repas. Le plus important est de rester flexible et de faire de son mieux pour manger des aliments sains et nutritifs dans la mesure du possible.

En conclusion, la planification des repas pour les sportifs peut sembler intimidante au début, mais elle ne doit pas l'être. En suivant quelques principes de base et en préparant vos repas à l'avance, vous pouvez vous assurer que vous obtenez les nutriments dont vous avez besoin pour votre entraînement et votre récupération. Alors, à vos fourneaux !

2.4 L'importance de la préparation des repas

La préparation des repas en nutrition sportive et comment cela peut vous aider à atteindre vos objectifs de performance.

Tout d'abord, la préparation des repas est importante car elle vous permet de contrôler ce que vous mangez. Lorsque vous préparez vos propres repas, vous pouvez choisir des aliments sains et nutritifs qui répondent à vos besoins en nutriments. Cela signifie que vous pouvez éviter les aliments transformés et riches en sucre qui peuvent nuire à votre performance sportive.

Ensuite, la préparation des repas vous permet de gagner du temps. Si vous êtes un athlète ou un amateur de sport, vous avez probablement un emploi du temps chargé et vous n'avez pas toujours le temps de préparer des repas sains et équilibrés. En préparant vos repas à l'avance, vous pouvez gagner du temps et vous assurer d'avoir toujours des aliments sains à portée de main.

La préparation des repas vous permet également d'économiser de l'argent. Les aliments transformés et riches en sucre peuvent être coûteux, tandis que les aliments sains et nutritifs peuvent être abordables si vous les achetez en vrac ou en promotion. En préparant vos propres repas, vous pouvez économiser de l'argent et investir dans des aliments de qualité qui vous aideront à atteindre vos objectifs de performance.

En outre, la préparation des repas peut vous aider à éviter les tentations alimentaires. Si vous n'avez pas de repas sains et nutritifs à portée de main, il est facile de se tourner vers des aliments riches en sucre ou en gras qui peuvent nuire à votre performance sportive. En préparant vos repas à l'avance, vous pouvez éviter ces tentations et vous assurer que vous mangez des aliments sains et nutritifs tout au long de la journée.

Enfin, la préparation des repas vous permet de personnaliser votre alimentation en fonction de vos besoins en nutriments. Les athlètes ont des besoins nutritionnels différents des personnes sédentaires, car ils ont besoin de plus de glucides, de protéines et de graisses saines pour soutenir leur activité physique. En préparant vos propres repas, vous pouvez personnaliser votre alimentation en fonction de vos besoins en nutriments et de votre emploi du temps. Par exemple, si vous avez une séance d'entraînement intense le lendemain matin, vous pouvez préparer un petit-déjeuner riche en glucides et en protéines pour vous assurer que vous avez suffisamment d'énergie pour vous entraîner.

En conclusion, la préparation des repas est essentielle en nutrition sportive, car elle vous permet de contrôler ce que vous mangez, de gagner du temps, d'économiser de l'argent, d'éviter les tentations alimentaires et de personnaliser votre alimentation en fonction de vos besoins en nutriments.

2.5 Les astuces pour éviter les fringales

Discutons à présent de l'un des plus grands obstacles que nous rencontrons tous : les fringales. Ces moments où notre corps réclame des aliments et où notre esprit lutte pour résister à la tentation. Mais ne vous inquiétez pas, car je suis là pour vous donner les astuces les plus efficaces pour éviter les fringales en nutrition sportive, et ainsi vous permettre d'atteindre vos objectifs plus rapidement et plus facilement que jamais auparavant!

Tout d'abord, il est important de comprendre que les fringales sont souvent causées par une alimentation inadaptée. Si vous ne mangez pas suffisamment de protéines, de graisses saines et de glucides complexes, votre corps ressentira le besoin de combler le manque en vous poussant à manger plus que nécessaire. C'est pourquoi il est important de planifier vos repas à l'avance et de vous assurer que chaque repas contient une quantité adéquate de ces nutriments.

Ensuite, il est essentiel de surveiller votre apport en sucre. Les aliments riches en sucre, tels que les bonbons, les sodas et les gâteaux, peuvent causer une augmentation rapide de la glycémie, suivie d'une chute tout aussi rapide qui peut entraîner des fringales. Au lieu de cela, optez pour des aliments riches en fibres et en protéines, tels que les fruits, les légumes et les noix, qui offrent une libération plus lente de l'énergie et vous garderont rassasié plus longtemps.

Une autre astuce pour éviter les fringales est de boire suffisamment d'eau. Souvent, notre corps nous pousse à manger parce que nous sommes déshydratés, alors assurez-vous de boire au moins huit verres d'eau par jour. Si vous avez du mal à boire suffisamment d'eau, ajoutez des tranches de citron, de concombre ou de menthe pour donner un peu de goût à votre eau.

Enfin, il est important de prendre en compte les besoins spécifiques de votre corps. Chaque personne est différente, donc ce qui fonctionne pour une personne peut ne pas fonctionner pour une autre. Si vous êtes un débutant en nutrition sportive, il est important de suivre les recommandations générales, mais aussi de prendre le temps de comprendre comment votre corps réagit à différents aliments et à différentes quantités. Vous pouvez garder un journal alimentaire pour suivre ce que vous mangez et comment vous vous sentez après chaque repas. Cela vous aidera à identifier les aliments qui vous rassasient le plus longtemps et ceux qui vous donnent de l'énergie, ainsi que ceux qui vous laissent avec des fringales.

En résumé, éviter les fringales en nutrition sportive n'est pas une tâche facile, mais c'est certainement faisable. En planifiant vos repas à l'avance, en surveillant votre apport en sucre, en buvant suffisamment d'eau et en prenant en compte les besoins spécifiques de votre corps, vous pouvez vous assurer que vous avez suffisamment d'énergie pour vous entraîner efficacement sans avoir à lutter contre des fringales. Rappelez-vous que chaque petit pas que vous faites pour améliorer votre alimentation vous rapproche de vos objectifs, alors ne sous-estimez jamais l'impact de ces petites astuces sur votre succès futur. Bonne chance !

Chapitre 3
Les aliments à privilégier

3.1 Les sources de protéines pour les sportifs

Les protéines sont les éléments constitutifs de la croissance musculaire et de la récupération après l'effort. Mais avec tant d'options sur le marché, il peut être difficile de savoir quels aliments privilégier pour atteindre vos objectifs sportifs. C'est pourquoi nous allons explorer ici les meilleures sources de protéines pour les sportifs, pour que vous puissiez tirer le meilleur parti de votre alimentation et de vos entraînements.

La première source de protéines pour les sportifs est la viande. Les viandes rouges, blanches et les poissons sont d'excellentes sources de protéines animales. Les viandes rouges, comme le bœuf et l'agneau, sont riches en fer, qui est essentiel pour la production de globules rouges et pour l'oxygénation des tissus musculaires. Les viandes blanches, comme le poulet et la dinde, sont faibles en gras et riches en protéines de qualité. Les poissons, comme le saumon, le thon ou le maquereau, sont riches en acides gras oméga-3, qui sont bénéfiques pour la santé cardiaque et pour la récupération après l'effort.

Si vous êtes végétarien ou végétalien, pas de panique ! Il existe également des sources de protéines végétales qui sont excellentes pour les sportifs. Les légumineuses, comme les lentilles, les pois chiches et les haricots rouges, sont riches en protéines et en fibres, ce qui peut aider à réguler la digestion et à maintenir un niveau d'énergie stable pendant l'effort. Les noix et les graines, comme les amandes, les noix de cajou, les graines de chia et les graines de lin, sont riches en protéines, en fibres et en graisses saines. Les produits à base de soja, comme le tofu et le tempeh, sont également d'excellentes sources de protéines pour les végétariens et végétaliens. Ils contiennent tous les acides aminés essentiels nécessaires à la croissance musculaire et à la récupération.

Il est important de noter que la quantité de protéines dont vous avez besoin dépend de votre poids, de votre sexe, de votre niveau d'activité physique et de vos objectifs sportifs. En général, les sportifs ont besoin de plus de protéines que les personnes sédentaires pour construire et réparer les tissus musculaires. Les recommandations varient, mais comme nous avons vu dans le premier chapitre, il est courant de viser environ 1,2 à 2 grammes de protéines par kilogramme de poids corporel par jour pour les sportifs.

En plus des sources de protéines, il est important de considérer la qualité de ces sources. Les protéines complètes, qui contiennent tous les acides aminés essentiels, sont considérées comme de meilleure qualité que les protéines incomplètes, qui ne contiennent pas tous les acides aminés essentiels. Les protéines animales sont généralement complètes, tandis que les protéines végétales peuvent être incomplètes. Cependant, en combinant différentes sources de protéines végétales, on peut obtenir une protéine complète.

Enfin, il est important de considérer le timing de la consommation de protéines. Les sportifs ont besoin de protéines avant et après l'effort pour optimiser la croissance musculaire et la récupération. Les protéines avant l'effort peuvent aider à prévenir la dégradation musculaire pendant l'exercice, tandis que les protéines après l'effort peuvent aider à stimuler la synthèse musculaire et à réparer les tissus endommagés. Il est recommandé de consommer des protéines environ une heure avant et après l'exercice.

3.2 Les glucides complexes : pourquoi sont-ils importants pour les sportifs ?

Les glucides sont le carburant de notre corps, la source d'énergie qui nous permet de bouger, de respirer et de penser. Mais tous les glucides ne sont pas créés égaux. Les glucides complexes sont le type de glucides le plus important pour les sportifs. Dans cet article, nous allons explorer pourquoi les glucides complexes sont si importants en nutrition sportive et comment les intégrer à votre alimentation pour améliorer vos performances sportives.

Les glucides complexes sont des glucides à chaîne longue, qui prennent plus de temps à être digérés et absorbés par l'organisme que les glucides simples. Les glucides complexes se trouvent principalement dans les aliments à base de céréales, comme le pain complet, les pâtes, le riz brun, les flocons d'avoine et les légumes féculents, comme les pommes de terre et les patates douces. Ces aliments sont riches en fibres, en vitamines et en minéraux, ce qui en fait une source d'énergie de qualité supérieure pour les sportifs.

Les glucides complexes sont importants pour les sportifs pour plusieurs raisons. Tout d'abord, ils fournissent de l'énergie à long terme. Les glucides complexes sont digérés et absorbés plus lentement que les glucides simples, ce qui signifie qu'ils fournissent une énergie constante et durable pendant l'effort. Les glucides simples, en revanche, sont digérés et absorbés rapidement, ce qui peut entraîner une augmentation rapide de la glycémie suivie d'une baisse soudaine, ce qui peut causer de la fatigue et des fringales.

En outre, les glucides complexes aident à maintenir la glycémie stable. La glycémie est la quantité de sucre dans le sang, qui est régulée par l'insuline, une hormone produite par le pancréas. Lorsque nous consommons des aliments riches en glucides simples, notre corps produit une grande quantité d'insuline pour réguler la glycémie.

Cela peut entraîner une baisse rapide de la glycémie, ce qui peut causer des fringales et de la fatigue. Les glucides complexes, en revanche, sont digérés et absorbés plus lentement, ce qui signifie que la production d'insuline est plus régulière et que la glycémie est maintenue à un niveau stable.

En outre, les glucides complexes aident à reconstituer les réserves de glycogène. Le glycogène est une forme de glucose stockée dans les muscles et le foie, qui est utilisée comme source d'énergie pendant l'effort. Les réserves de glycogène sont limitées, et il est important de les reconstituer après l'effort pour optimiser la récupération musculaire et la préparation pour le prochain entraînement. Les glucides complexes sont la meilleure source de glucose pour reconstituer les réserves de glycogène, car ils sont digérés et absorbés lentement et fournissent une énergie à long terme.

Enfin, les glucides complexes aident à stimuler la synthèse des protéines musculaires. Les protéines sont les éléments constitutifs de la croissance musculaire et de la récupération après l'effort. Les glucides complexes stimulent la production d'insuline, qui aide à transporter les acides aminés dans les cellules musculaires, favorisant ainsi la synthèse des protéines musculaires et la croissance musculaire.

N'oubliez pas que la nutrition sportive est un processus d'essais et d'erreurs. Tout le monde est différent et il n'y a pas de solution unique qui convient à tout le monde. Vous devrez peut-être expérimenter différents types et quantités de glucides pour trouver ce qui fonctionne le mieux pour vous et vos objectifs sportifs.

En résumé, les glucides complexes sont la source d'énergie la plus importante pour les sportifs débutants. Ils fournissent une énergie à long terme, maintiennent la glycémie stable, reconstituent les réserves de glycogène et stimulent la synthèse des protéines musculaires. Pour intégrer les glucides complexes à votre alimentation, privilégiez les aliments à base de céréales complètes, les légumes féculents et les fruits.

3.3 Les graisses saines pour la performance sportive

Vous êtes prêts à passer au niveau supérieur et à maximiser vos performances sportives? Il y a un élément clé dans une alimentation optimale pour les sportifs : les graisses saines. Oui, vous avez bien entendu : les graisses peuvent être bénéfiques pour vous, et pas seulement un vilain mot que vous devez éviter à tout prix. Les graisses saines peuvent vous donner l'énergie dont vous avez besoin pour vous entraîner plus fort, vous aider à récupérer plus rapidement et même améliorer votre santé globale. Alors, asseyez-vous confortablement, prenez des notes et laissez-moi vous guider.

Les graisses saines sont des acides gras essentiels qui fournissent des nutriments importants pour notre corps. Ils sont essentiels pour maintenir la santé de nos cellules, de notre cerveau et de notre système nerveux. Et pour les sportifs, ils sont également essentiels pour fournir une énergie à long terme pendant les séances d'entraînement intenses. Les graisses saines aident également à réduire l'inflammation, ce qui peut aider à prévenir les blessures et à accélérer la récupération.

Mais quels types de graisses devriez-vous privilégier ? Les graisses mono-insaturées et polyinsaturées sont les meilleures options. Les graisses mono-insaturées se trouvent dans des aliments tels que l'huile d'olive, les noix, les avocats et le saumon. Les graisses polyinsaturées se trouvent dans des aliments tels que les noix, les graines, le poisson gras et les huiles végétales. Ces types de graisses sont également riches en acides gras oméga-3, qui sont particulièrement bénéfiques pour les sportifs. Ils aident à réduire l'inflammation, à améliorer la récupération musculaire et à augmenter la force et l'endurance.

Il est important de noter que toutes les graisses ne sont pas créées égales en termes de bénéfices pour la performance sportive. Les graisses saturées et trans, souvent trouvées dans les aliments transformés et frits, peuvent en fait nuire à votre santé et à vos performances sportives. Les graisses saturées sont souvent associées à une augmentation du cholestérol et à un risque accru de maladies cardiaques, tandis que les graisses trans peuvent augmenter l'inflammation et nuire à la santé des cellules. Il est donc important de limiter votre consommation de ces types de graisses et de vous concentrer sur les graisses saines pour obtenir les meilleurs résultats possibles.

Maintenant que vous savez quelles graisses sont les meilleures pour vous, comment pouvez-vous les intégrer dans votre alimentation sportive ? Il existe de nombreuses options délicieuses et saines à choisir. Pour commencer, vous pouvez ajouter des avocats ou des noix à vos salades ou à vos smoothies pour une dose saine de graisses mono-insaturées. Le saumon grillé ou le thon sont d'excellentes sources de graisses saines et de protéines pour vos repas pré-entraînement. Les graines de chia, de lin et de citrouille sont riches en acides gras oméga-3 et peuvent aussi être ajoutées à vos smoothies, yaourts ou salades pour une dose supplémentaire de nutrition.

En fin de compte, les graisses saines peuvent vous aider à améliorer votre énergie, votre endurance et votre récupération, tout en réduisant l'inflammation et en améliorant votre santé globale. Alors, n'ayez pas peur des graisses et incluez-les dans votre alimentation de manière intelligente et équilibrée pour des performances sportives maximales. Avec un peu de planification et de créativité, vous pouvez profiter des nombreux avantages des graisses saines tout en donnant à votre corps ce dont il a besoin pour performer à son meilleur niveau.

3.4 Les fruits et légumes : pourquoi sont-ils essentiels pour les sportifs ?

Il y a un autre élément clé que vous ne pouvez pas négliger : les fruits et légumes. Oui, je sais que cela peut sembler évident, mais vous seriez surpris de savoir combien de personnes oublient l'importance de ces aliments dans leur alimentation sportive. Les fruits et légumes sont essentiels pour fournir à votre corps les nutriments dont il a besoin pour fonctionner à son meilleur niveau, pour améliorer votre récupération et pour prévenir les blessures. Alors, prenez une bouchée de votre banane préférée et allons-y!

Tout d'abord, pourquoi les fruits et légumes sont-ils si importants ? Eh bien, ils sont riches en vitamines, minéraux, antioxydants et fibres alimentaires. Ces nutriments sont essentiels pour maintenir la santé de nos cellules, de notre système immunitaire et de notre système digestif. Et pour les sportifs, ces nutriments sont particulièrement importants pour soutenir leur corps pendant les entraînements intenses et les compétitions. Les vitamines et les minéraux aident à réguler l'énergie et à maintenir l'équilibre électrolytique, tandis que les antioxydants aident à réduire l'inflammation et à protéger les cellules contre les dommages. Les fibres alimentaires sont également importantes pour maintenir une digestion saine et régulière, ce qui peut aider à prévenir les problèmes digestifs pendant les compétitions.

Maintenant que vous savez pourquoi les fruits et légumes sont si importants, comment pouvez-vous les intégrer dans votre alimentation sportive ? La bonne nouvelle est qu'il existe de nombreuses options délicieuses et saines à choisir. Les fruits frais peuvent être consommés seuls ou ajoutés à des smoothies, des yaourts ou des céréales pour un petit-déjeuner nutritif et énergétique. Les légumes frais peuvent être consommés crus ou cuits, ajoutés à des salades ou à des plats principaux pour une dose supplémentaire de nutrition. Les carottes, les poivrons, les concombres et les céleris sont des options croquantes et savoureuses pour des collations saines, tandis que les épinards, le chou frisé et le brocoli sont riches en nutriments qui peuvent aider à réduire l'inflammation et à améliorer la récupération.

Il est important de noter que tous les fruits et légumes ne sont pas égaux. Les fruits et légumes colorés, tels que les baies, les agrumes, les tomates, les poivrons et les légumes-feuilles, sont riches en antioxydants et en vitamines qui peuvent aider à protéger les cellules contre les dommages et à améliorer la récupération après l'entraînement. Les fruits et légumes riches en potassium, tels que les bananes, les pommes de terre et les épinards, sont également importants pour maintenir l'équilibre électrolytique et pour prévenir les crampes musculaires pendant les compétitions.

En résumé, les fruits et légumes fournissent à votre corps les nutriments dont il a besoin pour performer à son meilleur niveau, pour récupérer plus rapidement et pour prévenir les blessures. Alors, n'oubliez pas d'inclure une variété de fruits et légumes dans votre alimentation quotidienne pour des performances sportives maximales. Alors, allez-y, croquez dans une pomme et faites le plein de nutriments pour une performance sportive optimale!

3.5 Les super-aliments : mythe ou réalité ?

Vous avez peut-être entendu parler de certains aliments qui sont considérés comme des "super-aliments" en nutrition sportive. Peut-être même que vous avez vu des publicités pour des suppléments qui prétendent contenir ces aliments miraculeux. Mais qu'est-ce que les super-aliments exactement ? Et sont-ils vraiment aussi incroyables qu'on le prétend ? Dans cet article, nous allons explorer le monde des super-aliments en nutrition sportive et découvrir s'ils sont un mythe ou une réalité.

Commençons par définir ce qu'on entend par "super-aliments". Les super-aliments sont des aliments qui sont considérés comme ayant des propriétés nutritionnelles exceptionnelles. Ils sont souvent riches en antioxydants, en vitamines, en minéraux et en autres nutriments bénéfiques pour la santé. Les super-aliments peuvent aider à réduire l'inflammation, à améliorer la digestion, à renforcer le système immunitaire et à améliorer la santé globale.

Mais est-ce que cela signifie que les super-aliments sont essentiels pour une nutrition sportive optimale ? Pas nécessairement. Bien que les super-aliments puissent offrir des avantages pour la santé, il est important de noter que tous les aliments contiennent des nutriments importants pour notre corps. Vous n'avez pas besoin de consommer des super-aliments pour être en bonne santé et performant en tant que sportif. L'essentiel est de consommer une variété d'aliments sains et équilibrés pour répondre aux besoins nutritionnels de votre corps.

Cela dit, certains super-aliments peuvent être bénéfiques pour les sportifs en raison de leurs propriétés nutritionnelles spécifiques. Par exemple, les baies, comme les framboises, les myrtilles et les fraises, sont riches en antioxydants et peuvent aider à réduire l'inflammation. Les graines de chia et de lin sont riches en acides gras oméga-3, qui peuvent aider à réduire l'inflammation et à améliorer la récupération musculaire. Le quinoa est une excellente source de protéines végétales, de fibres alimentaires et de glucides complexes, ce qui peut aider à fournir de l'énergie à long terme pour les entraînements intenses.

Il est important de noter que la consommation de super-aliments ne doit pas remplacer une alimentation équilibrée et variée. Les super-aliments ne sont pas des remèdes miracles et ne peuvent pas compenser une alimentation déséquilibrée ou une mauvaise hygiène de vie. Il est important de se concentrer sur la consommation d'une variété d'aliments sains, y compris des fruits, des légumes, des protéines maigres, des glucides complexes et des graisses saines.

En outre, il est important de noter que certains aliments peuvent être commercialisés comme des super-aliments sans preuve scientifique solide pour étayer leurs allégations. Il est donc important de faire preuve de prudence et de faire des recherches avant de dépenser de l'argent pour des suppléments ou des aliments spécifiques.

En conclusion, les super-aliments peuvent offrir des avantages pour la santé et la nutrition sportive en raison de leurs propriétés nutritionnelles spécifiques. Cependant, ils ne sont pas essentiels pour une nutrition sportive optimale et ne doivent pas remplacer une alimentation équilibrée et variée. Il est important de se concentrer sur la consommation d'une variété d'aliments sains pour répondre aux besoins nutritionnels de votre corps en tant que sportif. Faites des recherches et soyez conscient des allégations commerciales avant de dépenser de l'argent pour des suppléments ou des aliments spécifiques. Avec une alimentation équilibrée et des choix alimentaires intelligents, vous pouvez vous sentir et performer à votre meilleur niveau, sans avoir besoin de superaliments coûteux ou de suppléments.

Chapitre 4
Les aliments à éviter

4.1 Les aliments transformés et les fast-foods

Saviez-vous que certains aliments peuvent réellement entraver vos progrès ? Dans cet article, nous allons nous concentrer sur deux types d'aliments particulièrement néfastes pour votre santé et vos performances : les aliments transformés et les fast-foods.

Tout d'abord, qu'est-ce qu'un aliment transformé ? Il s'agit d'un aliment qui a subi un traitement industriel, comme la pasteurisation, la stérilisation, l'hydrogénation ou l'ajout de conservateurs, d'arômes ou de colorants. Les aliments transformés sont souvent riches en calories, en sucres, en sel et en graisses saturées, et pauvres en nutriments essentiels comme les vitamines, les minéraux et les fibres. Les exemples courants d'aliments transformés comprennent les sodas, les snacks salés, les biscuits, les gâteaux, les céréales sucrées, les plats préparés, les pizzas surgelées et les viandes transformées comme les saucisses et les nuggets.

Pourquoi éviter les aliments transformés en nutrition sportive ? Pour plusieurs raisons. Tout d'abord, les aliments transformés sont généralement riches en calories vides, c'est-à-dire en calories qui ne fournissent pas de nutriments essentiels à notre corps. Si vous voulez perdre du poids ou améliorer votre composition corporelle, consommer des aliments transformés ne vous aidera pas à atteindre votre objectif. De plus, les aliments transformés peuvent surcharger votre système digestif et perturber votre équilibre hormonal, ce qui peut avoir un impact négatif sur vos performances sportives. Enfin, les aliments transformés sont souvent riches en sucres et en sel, ce qui peut causer une inflammation chronique dans votre corps, et vous rendre plus vulnérable aux blessures et aux maladies.

Maintenant, parlons des fast-foods. Les fast-foods sont des restaurants qui proposent des aliments préparés rapidement et vendus à bas prix, souvent emballés pour être consommés sur place ou à emporter. Ces aliments sont généralement riches en calories, en matières grasses, en sel et en sucre, et pauvres en nutriments essentiels. Les exemples courants de fast-foods comprennent les hamburgers, les hot-dogs, les frites, les pizzas, les sandwichs, les tacos et les sodas.

Pourquoi éviter les fast-foods en nutrition sportive ? Tout d'abord, les fast-foods sont souvent riches en calories et en matières grasses, ce qui peut entraîner une prise de poids et une augmentation du taux de cholestérol. En outre, les fast-foods sont souvent pauvres en nutriments essentiels, ce qui peut nuire à votre santé globale et à vos performances sportives. Enfin, les fast-foods peuvent contenir des additifs alimentaires tels que des conservateurs, des colorants et des arômes artificiels, qui peuvent avoir des effets néfastes sur votre corps à long terme.

Maintenant que vous savez quels sont les aliments à éviter en nutrition sportive, comment pouvez-vous les remplacer ? La clé est de manger des aliments frais, naturels et complets, tels que des fruits, des légumes, des légumineuses, des noix, des graines, des viandes maigres, des poissons, des œufs et des produits laitiers faibles en gras. Ces aliments sont riches en nutriments essentiels tels que les vitamines, les minéraux et les fibres, ce qui peut vous aider à améliorer votre santé globale et à augmenter votre performance sportive.

Enfin, je tiens à souligner que la nutrition sportive ne doit pas être un sujet de stress ou de restriction. Il est important de trouver un équilibre entre des aliments sains et des aliments indulgents, afin de maintenir une alimentation équilibrée et durable à long terme. N'oubliez pas que le plaisir et la convivialité font également partie de l'expérience alimentaire, alors prenez le temps de savourer vos repas et de partager des moments agréables avec vos amis et votre famille.

En évitant les aliments transformés et les fast-foods, vous êtes sur la bonne voie pour atteindre vos objectifs et devenir la meilleure version de vous-même.

4.2 Les sucres ajoutés : comment les éviter ?

Les sucres ajoutés sont des sucres qui sont ajoutés aux aliments lors de leur fabrication ou de leur préparation, tels que le sucre de table, le sirop de maïs et le miel. Ils sont souvent présents dans les aliments transformés, les boissons sucrées et les desserts, et peuvent causer de nombreux problèmes de santé si consommés en excès.

Les sucres ajoutés sont mauvais pour votre santé car ils fournissent des calories vides, c'est-à-dire des calories qui ne fournissent pas de nutriments essentiels à votre corps. En outre, ils peuvent causer une augmentation rapide de la glycémie, qui peut entraîner une fatigue, des fringales et une prise de poids. Les sucres ajoutés peuvent également augmenter le risque de maladies telles que le diabète, l'obésité et les maladies cardiaques.

Alors, comment pouvez-vous éviter les sucres ajoutés en nutrition sportive ? Voici quelques astuces simples pour vous aider à réduire votre consommation de sucres ajoutés :

1. Lisez les étiquettes des aliments : Les sucres ajoutés peuvent être cachés sous de nombreux noms différents, tels que le sirop de maïs, le dextrose, le sucre inverti et le sirop d'érable. En lisant attentivement les étiquettes des aliments, vous pouvez repérer les aliments qui contiennent des sucres ajoutés et en limiter votre consommation.

2. Choisissez des aliments frais et naturels : Les aliments frais et naturels, tels que les fruits, les légumes, les légumineuses, les noix et les graines, sont naturellement sucrés et contiennent des nutriments essentiels pour votre corps. En choisissant ces aliments plutôt que des aliments transformés, vous pouvez réduire votre consommation de sucres ajoutés tout en améliorant votre santé globale.

jus de fruits et les boissons énergisantes, sont souvent riches en sucres ajoutés et pauvres en nutriments essentiels. En limitant votre consommation de ces boissons et en choisissant plutôt de l'eau, du thé ou du café non sucré, vous pouvez réduire votre consommation de sucres ajoutés et maintenir une hydratation adéquate pour votre corps.

3. Limitez les boissons sucrées, les jus de fruits et les boissons énergisantes, sont souvent riches en sucres ajoutés et pauvres en nutriments essentiels. En limitant votre consommation de ces boissons et en choisissant plutôt de l'eau, du thé ou du café non sucré, vous pouvez réduire votre consommation de sucres ajoutés et maintenir une hydratation adéquate pour votre corps.

4. Évitez les desserts et les snacks sucrés : Les desserts et les snacks sucrés, tels que les biscuits, les gâteaux, les bonbons et les barres chocolatées, sont souvent riches en sucres ajoutés et en calories vides. En évitant ces aliments ou en les remplaçant par des alternatives plus saines, telles que des fruits frais ou des noix, vous pouvez réduire votre consommation de sucres ajoutés tout en satisfaisant vos envies sucrées.

En conclusion, les sucres ajoutés sont un problème majeur en nutrition sportive et en santé globale. En évitant les aliments transformés, les boissons sucrées et les desserts sucrés, vous pouvez réduire votre consommation de sucres ajoutés et améliorer votre santé.

4.3 Les aliments riches en graisses saturées

Les graisses saturées sont des acides gras que l'on trouve principalement dans les produits d'origine animale, comme le beurre, la viande rouge, le fromage et la crème. Elles peuvent augmenter le taux de cholestérol dans le sang et augmenter le risque de maladies cardiovasculaires. En outre, les aliments riches en graisses saturées peuvent aussi causer une inflammation dans le corps, ce qui peut affecter la capacité de récupération et de performance lors des entraînements.

Donc, comment éviter les aliments riches en graisses saturées en nutrition sportive ? Voici quelques conseils simples et pratiques :

1. Remplacez les produits d'origine animale par des alternatives végétales

Il est facile de remplacer les produits d'origine animale par des alternatives végétales riches en nutriments. Par exemple, vous pouvez opter pour des sources de protéines végétales comme les lentilles, les pois chiches et le tofu. Vous pouvez également remplacer le beurre par de l'huile d'olive ou de l'avocat.

2. Limitez votre consommation de viande rouge

La viande rouge est riche en graisses saturées et peut causer des inflammations dans le corps. Essayez de limiter votre consommation de viande rouge à une ou deux fois par semaine. Vous pouvez également opter pour des viandes maigres comme le poulet ou la dinde.

3. Choisissez des sources de graisses saines

Les graisses sont essentielles pour notre corps, mais il est important de choisir des sources de graisses saines. Par exemple, vous pouvez opter pour des avocats, des noix, des graines et des poissons gras comme le saumon, riches en acides gras oméga-3 bénéfiques pour la santé.

4. Lisez les étiquettes nutritionnelles

Avant d'acheter un produit, prenez le temps de lire les étiquettes nutritionnel les. Évitez les aliments qui contiennent des quantités élevées de graisses saturées. Les étiquettes nutritionnelles vous permettent de savoir exactement ce que vous mangez et de prendre des décisions éclairées sur les aliments que vous achetez.

5. Cuisinez vos propres repas

En cuisinant vos propres repas, vous pouvez contrôler les ingrédients que vous utilisez et éviter les aliments riches en graisses saturées. Essayez de cuisiner des repas sains et équilibrés à base de légumes, de protéines maigres et de sources de graisses saines.

En conclusion, éviter les aliments riches en graisses saturées est essentiel pour une alimentation saine et équilibrée en nutrition sportive. En suivant ces conseils simples et pratiques, vous pouvez optimiser vos performances sportives et améliorer votre santé à long terme. Alors, faites le choix de manger sainement et de prendre soin de votre corps pour des résultats optimaux !

4.4 Les boissons sucrées et les sodas

Les boissons sucrées et les sodas sont souvent très appréciés pour leur goût sucré et rafraîchissant, mais ils ont des effets néfastes sur notre corps et notre performance sportive. En effet, ces boissons sont riches en sucres ajoutés, en calories vides et en additifs chimiques qui peuvent affecter notre santé et nos performances.

Tout d'abord, les boissons sucrées et les sodas sont riches en sucres ajoutés, qui sont souvent associés à une augmentation rapide du taux de sucre dans le sang suivie d'une chute brutale. Cela peut causer de la fatigue, des vertiges et des maux de tête pendant l'exercice, ce qui peut affecter notre performance et notre capacité à récupérer après l'effort.

De plus, les boissons sucrées et les sodas contiennent souvent des calories vides qui n'apportent pas de nutriments essentiels à notre corps. Ces calories peuvent être stockées sous forme de graisse dans notre organisme, ce qui peut ralentir notre performance sportive et affecter notre santé à long terme.

Enfin, les boissons sucrées et les sodas contiennent souvent des additifs chimiques, tels que des colorants artificiels, des conservateurs et des arômes artificiels, qui peuvent causer des inflammations dans le corps et affecter notre santé à long terme.

Alors, comment éviter les boissons sucrées et les sodas en nutrition sportive ? Voici quelques conseils simples et pratiques :

1. Optez pour l'eau ou des boissons peu sucrées

L'eau est la meilleure option pour rester hydraté pendant l'exercice, mais si vous avez besoin d'une alternative, choisissez des boissons peu sucrées comme les boissons isotoniques ou les boissons à base de fruits diluées dans de l'eau. Évitez les boissons gazeuses sucrées, les jus de fruits industriels et les boissons énergisantes riches en caféine , en sucre et en calories.

2. Préparez vos propres boissons maison

Il est facile de préparer des boissons maison saines et équilibrées. Par exemple, vous pouvez faire des smoothies à base de fruits frais, de légumes verts et de lait d'amande ou de soja. Ou bien, vous pouvez préparer une boisson isotonique à base d'eau, de sel et de jus de citron.

3. Lisez les étiquettes nutritionnelles

Avant d'acheter une boisson, prenez le temps de lire les étiquettes nutritionnelles. Évitez les boissons qui contiennent des quantités élevées de sucre ajouté, de calories vides et d'additifs chimiques. Les étiquettes nutritionnelles vous permettent de savoir exactement ce que vous buvez, et de prendre des décisions éclairées sur les boissons que vous consommez.

4. Limitez votre consommation de boissons sucrées et de sodas

Essayez de limiter votre consommation de boissons sucrées et de sodas autant que possible. Optez plutôt pour de l'eau ou des boissons peu sucrées. Si vous avez besoin d'un petit plaisir sucré, essayez de vous limiter à une boisson sucrée par jour, ou mieux encore, à une boisson sucrée par semaine.

En conclusion, les boissons sucrées et les sodas ont un impact négatif sur notre corps et notre performance sportive. En évitant ces boissons et en optant pour des alternatives saines et équilibrées, vous pouvez améliorer votre santé et vos performances sportives.

4.5 Les effets néfastes de l'alcool sur la performance sportive

Vous savez tous que l'alcool est souvent présent lors des fêtes et des événements sociaux, mais avez-vous déjà réfléchi à l'impact que cela peut avoir sur votre corps et vos performances sportives ?

Tout d'abord, il est important de comprendre que l'alcool est un dépresseur du système nerveux central. Cela signifie que lorsqu'on en consomme, nos réflexes et notre temps de réaction sont ralentis. Imaginez donc que vous êtes sur le terrain de basket, en train de dribbler la balle, mais votre temps de réaction est ralenti par l'alcool que vous avez consommé la veille. Vous risquez de perdre la balle, de manquer un tir important, ou même de vous blesser.

Ensuite, l'alcool a un effet déshydratant sur le corps. Cela signifie que votre corps perd de l'eau et des électrolytes, ce qui peut causer de la fatigue, des crampes musculaires et une diminution de la performance globale. Si vous voulez être à votre meilleur niveau sur le terrain, il est important de rester hydraté en buvant beaucoup d'eau avant, pendant et après l'exercice.

De plus, l'alcool peut affecter la qualité du sommeil. Vous pourriez penser que boire un verre ou deux avant de se coucher vous aiderait à vous détendre et à dormir plus rapidement, mais en réalité, cela peut perturber votre sommeil. L'alcool réduit la qualité du sommeil paradoxal, qui est le stade pendant lequel le corps se repose le plus. Si vous ne dormez pas suffisamment, vous risquez d'être fatigué et de manquer de concentration lors de votre prochain entraînement ou match.

Enfin, l'alcool peut affecter la récupération après l'exercice. Après une séance d'entraînement intense, votre corps a besoin de temps pour récupérer et se reconstruire. Cependant, l'alcool peut empêcher le corps de récupérer efficCela peut également avoir un impact sur votre système immunitaire, qui est vital pour maintenir votre corps en bonne santé. Si votre corps est occupé à traiter l'alcool, il peut être moins efficace pour combattre les infections et les maladies, ce qui peut vous rendre plus vulnérable aux blessures et aux maladies.

Maintenant, je sais que certains d'entre vous pourraient penser que boire de l'alcool de temps en temps n'est pas grave et que cela ne peut pas avoir un impact significatif sur votre performance sportive. Mais il est important de comprendre que même une petite quantité d'alcool peut avoir des effets néfastes sur votre corps et votre performance.

Alors, la prochaine fois que vous êtes tenté de boire de l'alcool avant un match ou un entraînement, rappelez-vous des effets néfastes que cela peut avoir sur votre performance. Si vous voulez être à votre meilleur niveau sur le terrain, il est important de prendre soin de votre corps en évitant l'alcool et en vous hydratant correctement.

En conclusion, l'alcool peut affecter négativement la performance sportive en ralentissant les réflexes, en déshydratant le corps, en perturbant le sommeil, en affectant la récupération et en affaiblissant le système immunitaire. Si vous voulez être un athlète performant, il est important de prendre soin de votre corps en évitant l'alcool et en adoptant des habitudes de vie saines et équilibrées. Alors, à vos marques, prêts, partez !

Chapitre 5
L'alimentation avant l'entraînement

5.1 Les différents types de repas avant l'entraînement

Le premier type de repas que nous allons aborder est le repas riche en glucides. Les glucides sont la principale source d'énergie de votre corps, et manger des aliments riches en glucides avant l'entraînement peut vous donner le coup de pouce d'énergie dont vous avez besoin. Les aliments riches en glucides comprennent les pâtes, le riz, les fruits et les légumes.

Le deuxième type de repas que nous allons aborder est le repas riche en protéines. Les protéines aident à reconstruire les muscles et peuvent aider à améliorer la récupération après l'entraînement. Les aliments riches en protéines comprennent le poulet, le poisson, les œufs et les légumineuses.

Le troisième type de repas que nous allons aborder est le repas riche en graisses saines. Les graisses saines sont importantes pour la santé cardiaque et peuvent aider à améliorer l'endurance pendant l'entraînement. Les aliments riches en graisses saines comprennent les noix, les graines, les avocats et les poissons gras.

Le quatrième type de repas que nous allons aborder est le repas équilibré. Un repas équilibré devrait inclure des glucides, des protéines et des graisses saines dans des proportions appropriées. Cela peut inclure un sandwich au poulet grillé avec de la laitue et des tomates, ou un bol de riz brun avec des légumes sautés et des crevettes.

Le cinquième type de repas que nous allons aborder est le repas liquide. Les repas liquides peuvent être une option pratique si vous n'avez pas beaucoup de temps avant l'entraînement. Les shakes protéinés ou les smoothies aux fruits peuvent être une option rapide et facile pour fournir à votre corps les nutriments dont il a besoin avant l'entraînement.

Maintenant, vous pourriez vous demander : "Mais quel est le meilleur type de repas à prendre avant l'entraînement ?". Eh bien, cela dépend de vos préférences personnelles et de vos objectifs d'entraînement. Si vous cherchez à améliorer votre endurance, un repas riche en glucides peut être la meilleure option. Si vous cherchez à construire du muscle, un repas riche en protéines peut être plus approprié.

Cependant, il est important de noter que chaque personne est différente et réagit différemment aux différents types de repas avant l'entraînement. Il est donc important d'expérimenter différents types de repas pour trouver ce qui fonctionne le mieux pour vous.

Il est également important de prendre en compte le timing de votre repas avant l'entraînement. Il est recommandé de manger un repas complet environ 3 à 4 heures avant l'entraînement pour permettre une digestion adéquate. Si vous n'avez pas suffisamment de temps, un repas liquide ou une collation légère peuvent être une option.

Enfin, n'oubliez pas de rester hydraté avant et pendant l'entraînement en buvant suffisamment d'eau. Les boissons pour sportifs peuvent également être une option pour remplacer les électrolytes perdus pendant l'entraînement intensif.

5.2 L'importance de la consommation de glucides avant l'effort

Mais pourquoi les glucides sont-ils si importants avant l'effort ? Eh bien, c'est simple : les glucides fournissent à votre corps l'énergie nécessaire pour soutenir l'activité physique. Les glucides sont transformés en glucose, qui est utilisé par les muscles pour produire de l'énergie. Si vous ne consommez pas suffisamment de glucides avant l'effort, vous risquez de vous fatiguer rapidement et de ne pas être en mesure de maintenir une performance de haute qualité pendant toute la durée de l'effort.

Maintenant, vous pourriez vous demander : "Quels sont les meilleurs aliments riches en glucides à manger avant l'effort ?". Eh bien, il y en a plusieurs ! Les aliments riches en glucides comprennent les pâtes, le riz, les pommes de terre, les fruits et les légumes. Vous pouvez également opter pour des aliments transformés tels que les barres énergétiques ou les gels d'hydratation.

Cependant, il est important de noter que tous les glucides ne sont pas créés égaux. Les glucides simples, tels que le sucre, sont rapidement absorbés par le corps et fournissent une énergie rapide, mais éphémère. Les glucides complexes, tels que les céréales complètes et les légumes, sont absorbés plus lentement et fournissent une énergie plus durable.

Il est donc important de choisir des aliments riches en glucides complexes pour une énergie durable pendant l'effort. Les aliments riches en fibres peuvent également être bénéfiques, car ils aident à réguler la libération de glucose dans le sang.

Mais attention, il est également important de ne pas trop manger de glucides avant l'effort. Si vous mangez trop de glucides, votre corps peut avoir du mal à digérer et à absorber tous les nutriments, ce qui peut entraîner des crampes d'estomac ou des nausées pendant l'effort. Il est donc important de manger une quantité appropriée de glucides avant l'effort pour fournir à votre corps l'énergie dont il a besoin sans surcharger votre système digestif.

En général, il est recommandé de manger un repas riche en glucides environ 3 à 4 heures avant l'effort pour permettre une digestion adéquate. Si vous n'avez pas suffisamment de temps, une collation légère riche en glucides peut être une option, telle qu'une banane ou une barre énergétique.

En résumé, les glucides sont essentiels pour une performance sportive optimale. La consommation de glucides avant l'effort peut aider à fournir à votre corps l'énergie dont il a besoin pour soutenir l'activité physique. Choisissez des aliments riches en glucides complexes pour une énergie durable et évitez de trop manger de glucides pour éviter les problèmes digestifs.

5.3 Les aliments à éviter avant l'entraînement

Saviez-vous qu'il existe certains aliments à éviter avant de vous entraîner ? En effet, certains aliments peuvent affecter négativement votre entraînement et nuire à vos performances. Alors, quels sont ces aliments à éviter ?

Tout d'abord, évitez les aliments gras et frits. Les aliments riches en matières grasses peuvent ralentir votre digestion et vous donner une sensation de lourdeur. Cela peut rendre votre entraînement plus difficile et vous empêcher de donner le meilleur de vous-même. Alors, oubliez les frites, les beignets et les chips avant l'entraînement, et optez plutôt pour des aliments plus légers et faciles à digérer.

De même, évitez les aliments riches en fibres avant l'entraînement. Les fibres sont excellentes pour la santé, mais elles peuvent aussi perturber votre digestion et vous donner des ballonnements. Évitez donc les aliments riches en fibres comme les légumineuses, les céréales complètes et les légumes crucifères avant l'entraînement. Vous pourrez toujours les consommer en dehors des moments d'entraînement.

Ensuite, évitez les aliments riches en sucre. Les aliments sucrés peuvent vous donner un pic d'énergie temporaire, mais cette énergie sera rapidement suivie d'une chute brutale. Vous risquez alors de vous retrouver en manque d'énergie au milieu de votre entraînement. Évitez donc les bonbons, les boissons sucrées et les pâtisseries avant l'entraînement, et optez plutôt pour des aliments riches en glucides complexes, comme les fruits, les céréales complètes et les légumes.

Enfin, évitez l'alcool avant l'entraînement. L'alcool peut déshydrater votre corps et vous faire perdre de l'énergie. Il peut aussi perturber votre sommeil, ce qui peut affecter votre récupération après l'entraînement. Évitez donc de boire de l'alcool avant l'entraînement, et assurez-vous de boire suffisamment d'eau pour rester hydraté.

5.4 Les boissons énergisantes : utiles ou dangereuses ?

Ces boissons sont de plus en plus populaires, mais sont-elles vraiment utiles ou dangereuses pour votre santé et vos performances sportives ? Je vais tout vous expliquer !

Tout d'abord, qu'est-ce qu'une boisson énergisante ? Il s'agit d'une boisson contenant de la caféine, du sucre, des vitamines et des extraits de plantes. Ces ingrédients sont censés vous donner un coup de pouce d'énergie et améliorer vos performances sportives.

Mais sont-elles vraiment utiles ? Eh bien, cela dépend de plusieurs facteurs. Tout d'abord, la caféine peut améliorer votre vigilance et votre concentration, ce qui peut être bénéfique pour les séances d'entraînement intenses. Cependant, trop de caféine peut causer des effets secondaires indésirables, tels que des tremblements, des palpitations et de l'anxiété. Il est donc important de ne pas en abuser, et de respecter les doses recommandées.

De plus, les boissons énergisantes contiennent souvent beaucoup de sucre, ce qui peut causer des pics de glycémie et de l'hyperactivité. Si vous en buvez régulièrement, cela peut également causer des problèmes de santé à long terme, tels que le diabète et l'obésité.

Enfin, les extraits de plantes présents dans les boissons énergisantes peuvent également causer des effets secondaires indésirables, tels que des maux de tête, des nausées et des vomissements.

Alors, que faire si vous avez besoin d'un coup de pouce d'énergie avant votre séance d'entraînement ? Eh bien, il existe des alternatives plus saines ! Tout d'abord, vous pouvez opter pour une tasse de café ou de thé, qui contiennent également de la caféine mais sans tous les ingrédients indésirables des boissons énergisantes.

Vous pouvez également opter pour des aliments riches en glucides complexes, tels que les fruits, les céréales complètes et les légumes, qui fournissent une énergie durable sans les effets secondaires indésirables du sucre.

En conclusion, les boissons énergisantes peuvent sembler attrayantes pour les sportifs en quête d'un coup de pouce d'énergie, mais elles peuvent également causer des effets secondaires indésirables et nuire à votre santé à long terme. Il est important de ne pas en abuser, et de choisir des alternatives plus saines pour améliorer vos performances sportives. Optez pour une alimentation saine et équilibrée, riche en glucides complexes et en protéines, et assurez-vous de boire suffisamment d'eau pour rester hydraté. Votre corps vous remerciera !

5.5 Les astuces pour éviter les troubles digestifs pendant l' entraînement

Je vais vous parler d'un sujet qui peut être gênant pour certains d'entre vous : les troubles digestifs pendant l'entraînement. Si vous avez déjà ressenti des douleurs abdominales, des ballonnements ou des nausées pendant votre séance d'entraînement, vous savez à quel point cela peut être désagréable. Heureusement, il existe des astuces simples pour éviter ces troubles digestifs et profiter pleinement de votre entraînement.

Tout d'abord, évitez de manger des aliments riches en matières grasses avant votre séance d'entraînement. Les aliments gras peuvent ralentir votre digestion et causer des ballonnements et des douleurs abdominales. Évitez donc les aliments frits, les viandes grasses et les aliments riches en fromage avant votre entraînement. Optez plutôt pour des aliments légers et faciles à digérer, tels que des fruits, des légumes et des céréales complètes.

Ensuite, assurez-vous de manger suffisamment avant votre séance d'entraînement. Si vous vous entraînez à jeun ou avec l'estomac vide, vous risquez de ressentir des nausées et des étourdissements. Mangez donc un repas équilibré contenant des glucides complexes et des protéines au moins une heure avant votre entraînement. Cela vous donnera suffisamment d'énergie pour votre séance d'entraînement, sans causer de troubles digestifs.

De plus, évitez de boire des boissons gazeuses ou des boissons contenant des édulcorants artificiels avant votre séance d'entraînement. Ces boissons peuvent causer des ballonnements et des douleurs abdominales. Optez plutôt pour de l'eau ou des boissons pour sportifs contenant des électrolytes pour vous hydrater pendant votre séance d'entraînement.

Enfin, assurez-vous de rester hydraté pendant votre séance d'entraînement. La déshydratation peut causer des troubles digestifs, des étourdissements et des crampes musculaires.

Buvez de l'eau tout au long de votre séance d'entraînement et n'attendez pas d'avoir soif pour boire. Si vous avez besoin d'un coup de pouce supplémentaire, essayez de boire une boisson pour sportifs contenant des électrolytes.

En plus de ces astuces, il est également important de prendre le temps de bien mastiquer votre nourriture. La digestion commence dans la bouche, donc plus vous mâchez votre nourriture, plus votre corps sera en mesure de la digérer efficacement. Évitez également de manger trop rapidement, car cela peut causer des ballonnements et des douleurs abdominales.

Enfin, si vous avez des troubles digestifs chroniques pendant l'entraînement, il peut être utile de consulter un professionnel de la santé. Ils peuvent vous aider à identifier les causes sous-jacentes de vos troubles digestifs et vous donner des conseils spécifiques pour éviter ces symptômes à l'avenir.

En conclusion, les troubles digestifs pendant l'entraînement peuvent être gênants, mais il existe des astuces simples pour les éviter. Évitez les aliments riches en matières grasses, mangez suffisamment avant votre séance d'entraînement, restez hydraté et prenez le temps de bien mastiquer votre nourriture. Si vous avez des troubles digestifs chroniques, consultez un professionnel de la santé pour obtenir des conseils spécifiques. Avec ces astuces simples, vous pouvez profiter pleinement de votre séance d'entraînement sans aucun trouble digestif. Allez, à vos marques, prêts, partez !

5.6 Les boissons isotoniques : comment choisir la bonne ?

Tout d'abord, qu'est-ce qu'une boisson isotonique ? Il s'agit simplement d'une boisson qui contient des quantités équilibrées de glucides et d'électrolytes pour aider à maintenir l'hydratation et l'énergie pendant l'effort physique. En gros, c'est le cocktail magique pour éviter les coups de pompe et les crampes.

Maintenant, comment choisir la bonne boisson isotonique ? Tout dépend de votre activité physique et de votre niveau d'intensité. Si vous êtes un coureur de marathon, vous n'aurez pas les mêmes besoins qu'un joueur de football ou un cycliste. Il est donc important de bien comprendre les différents types de boissons isotoniques disponibles sur le marché.

Tout d'abord, il y a les boissons isotoniques à base de maltodextrine. Celles-ci sont idéales pour les activités intenses et de longue durée, car elles contiennent des glucides à digestion lente qui fournissent une énergie soutenue sur une période prolongée.

Ensuite, il y a les boissons isotoniques à base de glucose. Celles-ci sont parfaites pour les activités à haute intensité, car elles fournissent une énergie rapide et immédiate pour des coups de boost ponctuels.

Enfin, il y a les boissons isotoniques à base de fructose. Celles-ci sont idéales pour les activités de longue durée, car elles fournissent une énergie à digestion lente qui est libérée progressivement dans le corps.

Maintenant, concentrons-nous sur les électrolytes. Ce sont des minéraux essentiels pour maintenir l'équilibre hydrique et électrolytique dans le corps, et donc pour éviter les crampes et les coups de chaleur. Les électrolytes les plus importants sont le sodium, le potassium, le calcium et le magnésium. Lorsque vous transpirez, vous perdez ces électrolytes, il est donc important de les remplacer en buvant une boisson isotonique contenant des quantités adéquates de ces minéraux.

Maintenant que nous avons compris les différents types de boissons isotoniques et l'importance des électrolytes, comment choisir la bonne pour vous ? Tout d'abord, assurez-vous de lire les étiquettes des produits pour vérifier les quantités de glucides et d'électrolytes. Si vous êtes un athlète d'endurance, vous aurez besoin d'une boisson isotonique avec une teneur élevée en glucides pour fournir une énergie soutenue sur une longue période. Si vous êtes un athlète de force, vous aurez besoin d'une boisson isotonique avec une teneur élevée en électrolytes pour aider à prévenir les crampes et la déshydratation pendant l'effort.

Il est également important de prendre en compte vos préférences personnelles. Certains athlètes préfèrent les boissons isotoniques avec un goût sucré, tandis que d'autres préfèrent les saveurs plus légères et rafraîchissantes. Essayez plusieurs marques et saveurs pour trouver celle qui vous convient le mieux.

Enfin, n'oubliez pas que les boissons isotoniques ne sont pas la seule solution pour maintenir une bonne hydratation et une énergie optimale pendant l'effort. Il est également important de boire de l'eau régulièrement et de manger des aliments riches en glucides et en électrolytes avant, pendant et après l'effort.

En résumé, les boissons isotoniques sont une excellente option pour maintenir une bonne hydratation et une énergie optimale pendant l'effort physique. Il est important de choisir la bonne boisson isotonique en fonction de votre activité physique et de vos préférences personnelles, en vérifiant toujours les étiquettes pour les quantités de glucides et d'électrolytes. Alors, n'hésitez plus et trouvez la boisson isotonique qui vous convient pour vous aider à atteindre vos objectifs sportifs et à vous sentir au top de votre forme ! Et n'oubliez pas, une bonne hydratation et une alimentation équilibrée sont des éléments clés pour des performances optimales.

Enfin, pour terminer sur une note d'humour, pensez à cette citation de l'humoriste américain George Carlin : "Faites attention à ce que vous buvez, vous ne voudriez pas mourir déshydraté !" Alors, n'oubliez pas votre boisson isotonique lors de votre prochaine séance d'entraînement ou compétition sportive, et donnez le meilleur de vous-même !

5.7 Les collations pour prolonger l'effort

Imaginez que vous êtes en plein milieu d'une tâche importante, que ce soit une séance d'étude, une réunion de travail ou même une séance d'entraînement intense. Vous commencez à ressentir une baisse d'énergie, votre cerveau commence à s'embrouiller et votre motivation s'effrite. Que faire ?

Eh bien, c'est là que les collations entrent en jeu ! Les collations sont des aliments qui sont consommés entre les repas principaux pour apaiser la faim et augmenter l'énergie. Ils sont généralement petits, faciles à transporter et rapides à consommer, ce qui les rend parfaits pour les moments où vous avez besoin d'un coup de pouce rapide.

Mais attention, toutes les collations ne sont pas égales ! Il est important de choisir des aliments qui vous donneront une énergie durable et éviteront les pics de sucre qui peuvent entraîner une chute d'énergie plus tard. Pensez à des aliments riches en protéines, en fibres et en graisses saines, qui fournissent une énergie lente et constante pour maintenir votre concentration et votre motivation tout au long de la journée.

Voici quelques exemples de collations saines et énergisantes :

- Les amandes ou les noix : riches en graisses saines et en protéines, les noix sont parfaites pour apaiser la faim et maintenir l'énergie.

- Les fruits : les fruits frais sont riches en vitamines, en fibres et en antioxydants, ce qui en fait une collation saine et nourrissante.

- Les légumes avec du houmous : les légumes sont riches en fibres et en nutriments essentiels, tandis que le houmous est une source de protéines végétales saines.

- Les barres énergétiques : les barres énergétiques à base de fruits secs et de noix sont une collation pratique àemporter avec vous lorsque vous êtes en déplacement ou que vous n'avez pas le temps de préparer une collation à la maison.

- Les yaourts grecs : riches en protéines et en calcium, les yaourts grecs sont une excellente option de collation pour vous aider à rester rassasié et concentré.

- Les smoothies : les smoothies sont une excellente façon de combiner plusieurs aliments nutritifs en une seule collation. Essayez de mélanger des fruits, des légumes, du yaourt grec et des graines de chia pour une collation remplie de nutriments et d'énergie.

Bien sûr, il est important de se rappeler que les collations ne doivent pas remplacer les repas principaux. Ils sont simplement là pour apaiser la faim et maintenir votre énergie tout au long de la journée. Essayez de choisir des collations saines et équilibrées, et évitez les aliments transformés riches en sucre et en gras.

En fin de compte, les collations peuvent être un outil précieux pour ceux qui cherchent à prolonger leur effort et à maintenir leur concentration et leur motivation tout au long de la journée. En choisissant des collations saines et énergisantes, vous pouvez atteindre vos objectifs tout en prenant soin de votre corps et de votre esprit.

5.8 Les astuces pour éviter les crampes musculaires

Nous allons nous pencher sur un problème courant pour les athlètes et les personnes actives : les crampes musculaires. Ces douleurs soudaines et intenses peuvent être très frustrantes et peuvent même vous empêcher de poursuivre votre activité physique. Heureusement, il existe quelques astuces simples pour éviter les crampes musculaires et maintenir votre corps en bonne santé et en forme.

1. **Restez hydraté** : L'une des causes les plus courantes de crampes musculaires est la déshydratation. Lorsque vous transpirez pendant l'exercice, vous perdez de l'eau et des électrolytes, ce qui peut entraîner des crampes musculaires. Assurez-vous de boire suffisamment d'eau tout au long de la journée et pendant l'exercice pour rester hydraté et maintenir un équilibre sain d'électrolytes dans votre corps.

2. **Étirez-vous régulièrement** : Les étirements réguliers peuvent aider à prévenir les crampes musculaires en améliorant la flexibilité et la circulation sanguine dans vos muscles. Essayez de vous étirer avant et après l'exercice pour préparer vos muscles à l'activité physique et favoriser la récupération.

3. **Consommez suffisamment de magnésium** : Le magnésium est un minéral essentiel qui joue un rôle clé dans la fonction musculaire. Les personnes qui ne consomment pas suffisamment de magnésium peuvent être plus sujettes aux crampes musculaires. Essayez de consommer des aliments riches en magnésium, comme les noix, les graines, les légumes verts à feuilles et les céréales complètes.

4. **Évitez les changements brusques d'intensité** : Les crampes musculaires peuvent également être causées par des changements brusques d'intensité pendant l'exercice. Essayez de maintenir une intensité constante tout au long de votre entraînement, plutôt que de faire des changements soudains qui peuvent surprendre vos muscles.

5. **Évitez les vêtements trop serrés** : Les vêtements trop serrés peuvent restreindre la circulation sanguine dans vos muscles, ce qui peut

augmenter le risque de crampes musculaires. Essayez de porter des vêtements confortables et amples pour permettre à votre corps de bouger librement et de respirer.

6. Évitez les boissons alcoolisées : Les boissons alcoolisées peuvent déshydrater votre corps, ce qui peut augmenter le risque de crampes musculaires. Évitez de boire de l'alcool avant ou pendant l'exercice, et assurez-vous de boire suffisamment d'eau pour compenser toute perte de liquide.

7. Évitez les carences en sodium : Le sodium est un électrolyte important qui aide à réguler l'équilibre hydrique dans votre corps. Les personnes qui consomment une alimentation faible en sodium peuvent être plus sujettes aux crampes musculaires. Essayez de consommer des aliments riches en sodium, comme les soupes, les bouillons ou les boissons pour sportifs, surtout si vous transpirez beaucoup pendant l'exercice.

8. Évitez la fatigue musculaire : La fatigue musculaire peut être un facteur contributif aux crampes musculaires. Évitez de vous entraîner trop dur ou trop longtemps sans repos suffisant. Respectez les temps de récupération nécessaires pour permettre à vos muscles de se reposer et de récupérer.

En résumé, les crampes musculaires peuvent être évitées en restant hydraté, en pratiquant des étirements réguliers, en consommant suffisamment de magnésium et de sodium, en évitant les changements brusques d'intensité, les vêtements trop serrés et les boissons alcoolisées, et en évitant la fatigue musculaire. En adoptant ces astuces simples et en prenant soin de votre corps, vous pouvez prévenir les crampes musculaires et profiter pleinement de votre activité physique.

Chapitre 6
L'alimentation après l'effort

6.1 L'importance de la récupération après l'effort

Si vous voulez être en forme, vous devez savoir quand vous reposer et récupérer. C'est comme si vous étiez un téléphone portable, vous devez charger votre batterie pour être au top de vos performances !

La récupération est essentielle pour tout athlète, débutant ou professionnel. Elle vous permet de vous remettre de l'effort que vous avez fourni lors de votre entraînement. Si vous ne récupérez pas correctement, vous risquez de vous blesser et de ne pas être capable de continuer à vous entraîner.

La récupération est aussi importante que l'entraînement lui-même. Pendant l'entraînement, vous sollicitez votre corps et vous le poussez à ses limites. La récupération vous permet de vous reposer et de donner à votre corps le temps dont il a besoin pour se régénérer. Cela peut prendre du temps, mais c'est crucial pour éviter les blessures et pour améliorer vos performances.

Une bonne récupération implique plusieurs éléments. Tout d'abord, vous devez vous reposer suffisamment. Si vous ne dormez pas assez, votre corps ne pourra pas récupérer. Essayez de dormir au moins 7 heures par nuit, plus si vous en ressentez le besoin. Lorsque vous dormez, votre corps libère des hormones de croissance qui aident à réparer les tissus musculaires endommagés pendant l'entraînement.

Ensuite, l'alimentation est un élément clé de la récupération. Vous devez manger des aliments sains et équilibrés pour aider votre corps à récupérer. Les protéines sont particulièrement importantes, car elles aident à reconstruire les tissus musculaires. Les glucides sont également importants, car ils fournissent de l'énergie pour vos muscles. Les fruits et légumes sont riches en nutriments qui aident à réduire l'inflammation et à favoriser la récupération.

En plus de l'alimentation, l'hydratation est également cruciale pour la récupération. Buvez suffisamment d'eau avant, pendant et après l'exercice pour vous assurer que votre corps est bien hydraté. L'eau aide à transporter les nutriments essentiels dans votre corps et à éliminer les déchets, ce qui favorise la récupération.

La récupération ne se résume pas seulement à se reposer et à bien manger. Il y a d'autres éléments importants à prendre en compte. Par exemple, les étirements peuvent aider à soulager la tension musculaire et à améliorer la flexibilité. Les massages sont également un excellent moyen de détendre les muscles et de réduire les douleurs après l'exercice. Et enfin, il ne faut pas négliger l'importance de la relaxation et de la méditation pour réduire le stress et favoriser la récupération mentale.

Maintenant que vous savez à quel point la récupération est importante, n'oubliez pas de laisser à votre corps le temps nécessaire pour récupérer après chaque entraînement. Écoutez votre corps, reposez-vous suffisamment, mangez bien, hydratez-vous et prenez soin de vous. C'est la clé pour améliorer vos performances et éviter les blessures.

La récupération n'est pas une option, c'est une nécessité pour tout athlète qui veut atteindre ses objectifs. Alors, prenez soin de votre corps et votre corps prendra soin de vous !

6.2 Les protéines pour la réparation musculaire

Les protéines sont un élément essentiel de l'alimentation de tout athlète, car elles aident à reconstruire les tissus musculaires endommagés pendant l'exercice.

Mais qu'est-ce que les protéines exactement ? Les protéines sont des nutriments que l'on trouve dans de nombreux aliments, tels que la viande, le poisson, les œufs, les légumineuses et les produits laitiers. Elles sont formées de chaînes d'acides aminés qui sont essentiels pour la croissance et la réparation des tissus musculaires.

Lorsque vous vous entraînez, vous sollicitez vos muscles et vous provoquez des micro-lésions dans vos tissus musculaires. Cela peut sembler mauvais, mais c'est en fait un processus naturel et nécessaire pour la croissance musculaire. Les protéines interviennent alors pour réparer ces lésions et renforcer vos tissus musculaires.

Il est donc important de consommer suffisamment de protéines pour permettre à votre corps de récupérer et de se réparer après l'exercice. Mais combien de protéines avez-vous besoin ? Cela dépend de plusieurs facteurs, comme votre poids, votre niveau d'activité physique et vos objectifs de fitness. En général, il est recommandé de consommer entre 1,2 et 1,7 gramme de protéines par kilogramme de poids corporel par jour.

Il est également important de noter que toutes les sources de protéines ne sont pas égales. Les protéines animales, telles que la viande et les produits laitiers, sont considérées comme des protéines complètes car elles contiennent tous les acides aminés essentiels. Les protéines végétales, en revanche, peuvent être incomplètes et ne contiennent pas toujours tous les acides aminés essentiels. C'est pourquoi il est important pour les végétariens et les végétaliens de manger une variété d'aliments pour s'assurer qu'ils obtiennent tous les acides aminés dont ils ont besoin.

Il y a également des options de suppléments de protéines sur le marché, comme les poudres de protéines. Celles-ci peuvent être pratiques pour atteindre vos besoins en protéines quotidiens, mais il est important de ne pas en abuser et de s'assurer que vous obtenez toujours des protéines de sources alimentaires variées.

En plus de leur rôle dans la réparation musculaire, les protéines peuvent également aider à contrôler votre appétit et à maintenir une masse musculaire maigre. Les protéines sont plus rassasiantes que les glucides ou les graisses, ce qui signifie qu'elles peuvent vous aider à vous sentir rassasié plus longtemps après un repas.

Il est également important de consommer des protéines tout au long de la journée, et pas seulement après l'entraînement. Vous pouvez répartir vos apports en protéines tout au long de la journée en incluant des sources de protéines dans chaque repas et collation. Cela peut être sous forme de viande, de poisson, d'œufs, de légumineuses ou de produits laitiers.

Enfin, il est important de comprendre que les protéines ne sont pas la seule chose dont vous avez besoin pour une récupération musculaire optimale. Vous devez également vous assurer que vous obtenez suffisamment de calories, de glucides et de graisses saines pour soutenir votre corps pendant l'exercice et la récupération.

Et n'oubliez pas, manger suffisamment de protéines ne signifie pas que vous devez vous gaver de viande tous les jours ! Il y a tellement de sources de protéines différentes, comme les légumineuses, les noix, les graines, les produits laitiers et les œufs. Cela signifie que vous pouvez varier votre alimentation tout en obtenant suffisamment de protéines pour la récupération musculaire.

Ne vous laissez pas prendre au piège des régimes à la mode qui prétendent que vous n'avez besoin que de manger des fruits et légumes pour réussir dans votre programme de fitness. Les protéines sont essentielles pour la réparation musculaire et la croissance, et doivent faire partie d'une alimentation équilibrée pour tout athlète.

En conclusion, les protéines sont un élément essentiel de la nutrition sportive pour la réparation musculaire. Il est important de consommer suffisamment de protéines de sources alimentaires variées, en fonction de vos besoins individuels. Les options de suppléments de protéines peuvent être pratiques, mais ne doivent pas remplacer une alimentation équilibrée. N'oubliez pas que les protéines ne sont qu'une partie de l'équation de la récupération musculaire, et que vous devez également vous assurer que vous obtenez suffisamment de calories, de glucides et de graisses saines pour soutenir votre corps tout au long de la journée. Enfin, n'oubliez pas que la récupération est un processus qui implique également le repos adéquat, l'hydratation et la gestion du stress.

6.3 Les aliments à éviter après l'effort

Vous venez de terminer votre entraînement, vous avez brûlé des calories et vous avez besoin de reconstituer vos réserves d'énergie. Mais attention, tous les aliments ne sont pas équivalents et certains peuvent en fait compromettre vos efforts d'entraînement. Dans cette article, je vais vous expliquer quels aliments vous devriez éviter après votre entraînement.

Tout d'abord, évitez les aliments riches en graisses saturées. Les graisses saturées sont difficiles à digérer et peuvent ralentir votre digestion, ce qui peut entraîner des crampes d'estomac et une diminution de l'absorption des nutriments. Les aliments riches en graisses saturées comprennent les viandes grasses, les aliments frits, les produits laitiers entiers et les aliments transformés riches en matières grasses.

Ensuite, évitez les aliments riches en sucre ajouté. Les aliments riches en sucre ajouté peuvent entraîner une augmentation rapide de la glycémie, suivie d'une chute rapide, ce qui peut vous laisser fatigué et affamé peu de temps après avoir mangé. Les aliments riches en sucre ajouté comprennent les boissons gazeuses sucrées, les bonbons, les pâtisseries et les desserts.

De plus, évitez les aliments riches en sel. Les aliments riches en sel peuvent entraîner une déshydratation, ce qui peut ralentir votre récupération musculaire. Les aliments riches en sel comprennent les aliments transformés, les collations salées et les soupes en conserve.

Enfin, évitez les boissons alcoolisées. L'alcool peut inhiber la récupération musculaire, déshydrater le corps et altérer la perception de la douleur, ce qui peut conduire à une surutilisation des muscles et à des blessures. Si vous voulez boire de l'alcool, attendez au moins deux heures après votre entraînement et buvez de l'eau en même temps pour vous aider à vous réhydrater.

Maintenant que vous savez quels aliments éviter après l'effort, vous vous demandez peut-être quels aliments vous devriez consommer. Eh bien, les aliments à privilégier après l'effort sont ceux riches en protéines et en glucides. Les protéines aident à reconstruire les muscles endommagés pendant l'entraînement, tandis que les glucides aident à reconstituer les réserves d'énergie.

Les aliments riches en protéines comprennent les viandes maigres, les poissons, les œufs, les produits laitiers allégés, les légumineuses et les noix. Les aliments riches en glucides comprennent les fruits, les légumes, les céréales complètes, le riz, les pâtes et les pommes de terre.

Vous pouvez également consommer des boissons protéinées ou des barres protéinées pour une récupération rapide après l'effort. Assurez-vous simplement de choisir des produits de qualité, sans sucre ajouté et avec suffisamment de protéines et de glucides pour répondre à vos besoins.

En conclusion, après l'effort, il est important d'éviter les aliments riches en graisses saturées, en sucre ajouté, en sel et l'alcool. Ces aliments peuvent compromettre votre récupération musculaire et votre performance future. Au lieu de cela, privilégiez les aliments riches en protéines et en glucides pour aider à reconstruire vos muscles et reconstituer vos réserves d'énergie. N'oubliez pas que l'alimentation est un élément crucial de la vie d'un athlète, alors choisissez vos aliments avec soin pour maximiser vos résultats.

6.4 Les astuces pour réduire les courbatures

Nous allons parler de quelque chose qui peut être un vrai casse-tête pour les sportifs : les courbatures. Ces douleurs musculaires peuvent survenir après une séance d'entraînement intense ou après une activité physique que vous n'avez pas l'habitude de pratiquer. Mais ne vous inquiétez pas, avec quelques astuces simples, vous pouvez facilement gérer les courbatures et éviter de vous sentir comme un robot rouillé !

Tout d'abord, il est important de comprendre pourquoi les courbatures surviennent. Les courbatures sont causées par des micro-lésions dans les muscles qui se produisent lorsque vous les utilisez de manière intensive ou inhabituelle. Cela peut se produire lorsque vous augmentez l'intensité de votre entraînement, lorsque vous essayez un nouveau sport ou une nouvelle activité, ou simplement lorsque vous vous êtes reposé pendant un certain temps et que vous reprenez votre entraînement.

Maintenant que vous savez pourquoi les courbatures se produisent, voyons comment vous pouvez les gérer. Tout d'abord, il est important de s'étirer avant et après chaque séance d'entraînement. Les étirements aident à préparer vos muscles pour l'effort et à les détendre après l'effort, ce qui peut réduire l'intensité des courbatures. Mais attention, ne forcez pas trop sur les étirements, sinon vous risquez d'aggraver les micro-lésions.

Une autre astuce pour gérer les courbatures est de prendre un bain chaud ou de faire un sauna. La chaleur aide à détendre les muscles, ce qui peut réduire les douleurs et les raideurs. Si vous n'avez pas accès à un sauna, un bain chaud ou une douche chaude peut également faire l'affaire.

Une troisième astuce est de bien vous hydrater. Les courbatures peuvent être aggravées si vous êtes déshydraté, car vos muscles ont besoin d'eau pour fonctionner correctement. Assurez-vous de boire suffisamment d'eau avant, pendant et après votre séance d'entraînement.

Il existe également des solutions naturelles pour soulager les courbatures. Par exemple, le thé vert peut aider à réduire l'inflammation et les douleurs musculaires. La cannelle est également connue pour ses propriétés anti-inflammatoires, alors n'hésitez pas à en ajouter à vos repas ou boissons. Enfin, le curcuma est un autre ingrédient puissant qui peut aider à réduire l'inflammation et les douleurs musculaires. Vous pouvez l'ajouter à vos plats ou prendre des suppléments.

En résumé, pour gérer les courbatures, il est important de s'étirer avant et après chaque séance d'entraînement, de prendre un bain chaud ou de faire un sauna, de bien s'hydrater, d'utiliser des solutions naturelles comme le thé vert, la cannelle et le curcuma, et de prendre suffisamment de temps pour récupérer après l'effort. Avec ces astuces simples, vous pouvez réduire l'intensité des courbatures et vous sentir prêt à affronter votre prochaine séance d'entraînement.

Mais n'oubliez pas, même si les courbatures peuvent être douloureuses, elles sont un signe que vous avez travaillé dur et que vous avez progressé dans votre pratique sportive. Alors, ne vous découragez pas, continuez à vous entraîner avec passion et motivation, et n'oubliez pas de prendre soin de votre corps pour éviter les blessures et les douleurs à long terme.

Chapitre 7
Régimes selon le type de sport

7.1 La musculation

Pour construire du muscle, il est important de consommer plus de calories que ce que votre corps brûle en une journée. Les protéines sont essentielles pour la croissance musculaire, et les sources de protéines les plus courantes sont la viande, le poisson, les œufs et les produits laitiers. Les glucides complexes, comme les légumes et les céréales complètes, fournissent une énergie soutenue pour une période plus longue. Les graisses saines, comme celles présentes dans les noix, les avocats et les poissons gras, sont également importantes pour maintenir l'équilibre hormonal et une bonne santé générale.

7.2 Les sports d'endurance

Pour les sports comme la natation, le cyclisme ou le triathlon, l'accent est mis sur les glucides. Les glucides sont la principale source d'énergie utilisée pendant l'exercice d'endurance, et il est important de consommer suffisamment de glucides pour éviter la fatigue musculaire et maintenir une performance optimale. Les sources de glucides les plus courantes sont les pâtes, le riz, les pommes de terre et les légumes. Les protéines et les graisses sont également importantes, mais elles ne sont pas la priorité.

7.3 La course à pied

Les glucides sont également importants pour fournir l'énergie nécessaire pendant la course. Les glucides complexes, comme les pâtes, le riz et les légumes, fournissent une énergie soutenue pour une période plus longue. Les protéines sont également importantes pour la récupération musculaire après la course. Les graisses sont également importantes pour maintenir un équilibre hormonal et une bonne santé générale, mais elles doivent être consommées avec modération.

En résumé, chaque sport a ses propres besoins nutritionnels spécifiques. La musculation nécessite une alimentation riche en protéines pour la croissance musculaire, les sports d'endurance nécessitent une alimentation riche en glucides pour fournir une énergie soutenue pendant l'exercice, et la course à pied nécessite une alimentation équilibrée en glucides, protéines et graisses pour maintenir l'énergie et la récupération musculaire.

Il est également important de noter que chaque individu est différent et que ses besoins nutritionnels peuvent varier en fonction de son âge, de son sexe, de son poids, de sa taille et de son niveau d'activité physique. Il est donc important de consulter un professionnel de la nutrition pour déterminer la meilleure alimentation pour vous.

Enfin, il est important de se rappeler que la nutrition ne doit jamais être considérée comme un régime. Une alimentation saine et équilibrée est une partie essentielle d'un mode de vie sain et actif. Il est important de faire des choix alimentaires sains et de manger avec modération.

En conclusion, pour la musculation, privilégiez les protéines, les glucides complexes et les graisses saines. Pour les sports d'endurance, privilégiez les glucides pour l'énergie soutenue. Pour la course à pied, privilégiez une alimentation équilibrée en glucides, protéines et graisses. Et surtout, n'oubliez pas que la nutrition est un élément essentiel pour un mode de vie actif et sain.

Chapitre 8
Menus types pour 21 jours

Voici un exemple de menu type en nutrition sportive pour 21 jours, en veillant à ne jamais se répéter :

Jour 1 :
- Petit-déjeuner : omelette aux légumes (2 oeufs, poivrons, oignons, épinards), 1 tranche de pain complet, 1 orange, thé vert
- Collation matinale : 1 pomme, 1 poignée d'amandes
- Déjeuner : salade de poulet grillé (poulet, laitue, tomates, concombre, avocat, vinaigrette légère), 1 tranche de pain complet grillé, 1 yaourt grec nature
- Collation après-midi : smoothie aux fruits rouges (framboises, fraises, lait d'amande, protéine en poudre)
- Dîner : saumon grillé, riz brun, brocoli vapeur, salade verte, 1 tranche de pain complet grillé

Jour 2 :
- Petit-déjeuner : porridge aux baies (flocons d'avoine, lait d'amande, baies rouges, noix de cajou), thé vert
- Collation matinale : 1 banane, 1 poignée de noix
- Déjeuner : wrap au thon (thon, laitue, carottes râpées, fromage frais), 1 yaourt grec nature
- Collation après-midi : smoothie aux épinards (épinards, banane, lait d'amande, protéine en poudre)
- Dîner : poulet grillé, quinoa, courgettes grillées, salade verte, 1 tranche de pain complet grillé

Jour 3 :
- Petit-déjeuner : smoothie bowl aux fruits (banane, mangue, lait d'amande, protéine en poudre, granola), thé vert
- Collation matinale : 1 pomme, 1 poignée d'amandes
- Déjeuner : salade de quinoa (quinoa, laitue, tomates cerises, concombre, feta, vinaigrette légère), 1 yaourt grec nature

- Collation après-midi : barre protéinée, 1 poire
- Dîner : poisson grillé, patates douces rôties, haricots verts vapeur, salade verte, 1 tranche de pain complet grille

Jour 4 :
- Petit-déjeuner : smoothie aux épinards et banane (épinards, banane, lait d'amande, protéine en poudre), thé vert
- Collation matinale : 1 poignée de noix, 1 pomme
- Déjeuner : salade de poulet grillé et quinoa (poulet, quinoa, laitue, tomates cerises, concombre, vinaigrette légère), 1 yaourt grec nature
- Collation après-midi : smoothie aux baies (baies rouges, lait d'amande, protéine en poudre)
- Dîner : steak grillé, brocoli vapeur, patates douces rôties, salade verte, 1 tranche de pain complet grillé

Jour 5 :
- Petit-déjeuner : galette de flocons d'avoine et oeuf (flocons d'avoine, oeuf, lait d'amande, graines de chia), thé vert
- Collation matinale : 1 poignée d'amandes, 1 pomme
- Déjeuner : wrap au poulet grillé et avocat (poulet, avocat, laitue, tomates, vinaigrette légère), 1 yaourt grec nature
- Collation après-midi : smoothie à la mangue (mangue, lait d'amande, protéine en poudre)
- Dîner : saumon grillé, riz brun, asperges grillées, salade verte, 1 tranche de pain complet grillé

Jour 6 :
- Petit-déjeuner : smoothie bowl aux fruits rouges (baies rouges, lait d'amande, protéine en poudre, granola), thé vert
- Collation matinale : 1 banane, 1 poignée de noix
- Déjeuner : salade de thon (thon, laitue, tomates, concombre, olives noires, vinaigrette légère), 1 yaourt grec nature
- Collation après-midi : barre protéinée, 1 poire
- Dîner : poisson grillé, quinoa, courgettes grillées, salade verte, 1 tranche de pain complet grillé

Jour 7 :
- Petit-déjeuner : omelette aux épinards et champignons (2 oeufs, épinards, champignons, 1 tranche de pain complet, thé vert
- Collation matinale : 1 pomme, 1 poignée d'amandes
- Déjeuner : salade de poulet grillé et avocat (poulet, avocat, laitue, tomates, vinaigrette légère), 1 yaourt grec nature
- Collation après-midi : smoothie aux bananes (bananes, lait d'amande, protéine en poudre)
- Dîner : steak grillé, brocoli vapeur, patates douces rôties, salade verte, 1 tranche de pain complet grillé

Jour 8 :
- Petit-déjeuner : smoothie aux épinards et banane (épinards, banane, lait d'amande, protéine en poudre), thé vert
- Collation matinale : 1 poignée de noix, 1 pomme
- Déjeuner : salade de quinoa (quinoa, laitue, tomates cerises, concombre, feta, vinaigrette légère), 1 yaourt grec nature
- Collation après-midi : smoothie aux baies (baies rouges, lait d'amande, protéine en poudre)
- Dîner : poisson grillé, patates douces rôties, haricots verts vapeur, salade verte, 1 tranche de pain complet grillé

Jour 9 :
- Petit-déjeuner : galette de flocons d'avoine et oeuf (flocons d'avoine, oeuf, lait d'amande, graines de chia), thé vert
- Collation matinale : 1 poignée d'amandes, 1 pomme
- Déjeuner : smoothie bowl aux fruits (banane, mangue, lait d'amande, protéine en poudre, granola), thé vert
- Collation après-midi : barre protéinée, 1 poire
- Dîner : saumon grillé, riz brun, asperges grillées, salade verte, 1 tranche de pain complet grillé

Jour 10 :
- Petit-déjeuner : smoothie aux épinards et banane (épinards, banane, lait d'amande, protéine en poudre), thé vert
- Collation matinale : 1 poignée de noix, 1 pomme

- Déjeuner : salade de poulet grillé (poulet, laitue, tomates, concombre, avocat, vinaigrette légère), 1 tranche de pain complet grillé, 1 yaourt grec nature
- Collation après-midi : smoothie aux fraises (fraises, lait d'amande, protéine en poudre)
- Dîner : steak grillé, brocoli vapeur, patates douces rôties, salade verte, 1 tranche de pain complet grillé

Jour 11 :
- Petit-déjeuner : porridge aux baies (flocons d'avoine, lait d'amande, baies rouges, noix de cajou), thé vert
- Collation matinale : 1 banane, 1 poignée de noix
- Déjeuner : wrap au thon (thon, laitue, carottes râpées, fromage frais), 1 yaourt grec nature
- Collation après-midi : smoothie aux épinards (épinards, banane, lait d'amande, protéine en poudre)
- Dîner : poisson grillé, quinoa, courgettes grillées, salade verte, 1 tranche de pain complet grillé

Jour 12 :
- Petit-déjeuner : smoothie bowl aux fruits rouges (baies rouges, lait d'amande, protéine en poudre, granola), thé vert
- Collation matinale : 1 pomme, 1 poignée d'amandes
- Déjeuner : salade de poulet grillé et quinoa (poulet, quinoa, laitue, tomates cerises, concombre, vinaigrette légère), 1 yaourt grec nature
- Collation après-midi : smoothie à la mangue (mangue, lait d'amande, protéine en poudre)
- Dîner : saumon grillé, riz brun, brocoli vapeur, salade verte, 1 tranche de pain complet grillé

Jour 13 :
- Petit-déjeuner : omelette aux légumes (2 oeufs, poivrons, oignons, épinards), 1 tranche de pain complet, 1 orange, thé vert
- Collation matinale : 1 pomme, 1 poignée de noix
- Déjeuner : salade de thon (thon, laitue, tomates, concombre, olives noires, vinaigrette légère), 1 yaourt grec nature

- Collation après-midi : smoothie aux baies (framboises, fraises, lait d'amande, protéine en poudre)
- Dîner : steak grillé, patates douces rôties, haricots verts vapeur, salade verte, 1 tranche de pain complet grillé

Jour 14 :
- Petit-déjeuner : smoothie aux épinards et banane (épinards, banane, lait d'amande, protéine en poudre), thé vert
- Collation matinale : 1 poignée d'amandes, 1 pomme
- Déjeuner : salade de poulet grillé et avocat (poulet, avocat, laitue, tomates, vinaigrette légère), 1 yaourt grec nature
- Collation après-midi : barre protéinée, 1 poire
- Dîner : poisson grillé, patates douces rôties, asperges grillées, salade verte, 1 tranche de pain complet grillé

Jour 15 :
- Petit-déjeuner : galette de flocons d'avoine et oeuf (flocons d'avoine,d'amandes
- Déjeuner : salade de poulet grillé et quinoa (poulet, quinoa, laitue, tomates cerises, concombre, vinaigrette légère), 1 yaourt grec nature
- Collation après-midi : smoothie à la mangue (mangue, lait d'amande, protéine en poudre)
- Dîner : saumon grillé, riz brun, brocoli vapeur, salade verte, 1 tranche de pain complet grillé

Jour 16 :
- Petit-déjeuner : smoothie bowl aux fruits (banane, mangue, lait d'amande, protéine en poudre, granola), thé vert
- Collation matinale : 1 banane, 1 poignée d'amandes
- Déjeuner : wrap au poulet grillé et avocat (poulet, avocat, laitue, tomates, vinaigrette légère), 1 yaourt grec nature
- Collation après-midi : smoothie aux épinards (épinards, banane, lait d'amande, protéine en poudre)
- Dîner : steak grillé, brocoli vapeur, patates douces rôties, salade verte, 1 tranche de pain complet grillé

Jour 17 :

- Petit-déjeuner : smoothie aux épinards et banane (épinards, banane, lait d'amande, protéine en poudre), thé vert
- Collation matinale : 1 poignée de noix, 1 pomme
- Déjeuner : salade de thon (thon, laitue, tomates, concombre, olives noires, vinaigrette légère), 1 yaourt grec nature
- Collation après-midi : barre protéinée, 1 poire
- Dîner : poisson grillé, quinoa, courgettes grillées, salade verte, 1 tranche de pain complet grillé

Jour 18 :

- Petit-déjeuner : omelette aux légumes (2 oeufs, poivrons, oignons, épinards), 1 tranche de pain complet, 1 orange, thé vert
- Collation matinale : 1 pomme, 1 poignée d'amandes
- Déjeuner : salade de poulet grillé (poulet, laitue, tomates, concombre, avocat, vinaigrette légère), 1 tranche de pain complet grillé, 1 yaourt grec nature
- Collation après-midi : smoothie aux baies (framboises, fraises, lait d'amande, protéine en poudre)
- Dîner : saumon grillé, patates douces rôties, haricots verts vapeur, salade verte, 1 tranche de pain complet grillé

Jour 19 :

- Petit-déjeuner : galette de flocons d'avoine et oeuf (flocons d'avoine, oeuf, lait d'amande, graines de chia), thé vert
- Collation matinale : 1 poignée de noix, 1 pomme
- Déjeuner : salade de quinoa (quinoa, laitue, tomates cerises, concombre, feta, vinaigrette légère), 1 yaourt grec nature
- Collation après-midi : smoothie à la mangue (mangue, lait d'amande, protéine en poudre)
- Dîner : poisson grillé, riz brun, asperges grillées, salade verte, 1 tranche de pain complet grillé

Jour 20 :

- Petit-déjeuner : smoothie bowl aux fruits rouges (baies rouges, lait d'amande, protéine en poudre, granola), thé vert
- Collation matinale : 1 banane, 1 poignée d'amandes

- Déjeuner : wrap au thon (thon, laitue, carottes râpées, fromage frais), 1 yaourt grec nature
- Collation après-midi : smoothie aux épinards (épinards, banane, lait d'amande, protéine en poudre)
- Dîner : boeuf grillé, patates douces rôties, brocoli vapeur, salade verte, 1 tranche de pain complet grillé.

Jour 21 :

-Petit déjeuner : Omelette aux épinards et aux champignons avec une tranche de pain complet grillé,une banane, un verre de lait d'amande
-Collation matinale : Une poignée de noix de cajou, un fruit frais (pomme, poire, etc.)
-Déjeuner : Salade de poulet grillé avec des épinards, des tomates cerises, des avocats, des graines de tournesol et une vinaigrette à l'huile d'olive et au vinaigre balsamique, une tranche de pain de seigle grillé,un smoothie aux fruits rouges avec du lait d'amande
- Collation après-midi :un shake protéiné à base de whey protéine, de lait d'amande et de banane
-Dîner : Poisson grillé (saumon, truite, etc.) avec des brocolis et du riz brun, une salade de légumes verts avec des noix, des graines de chia et une vinaigrette à l'huile de sésame
-Collation du soir : Un yaourt grec avec des baies et des amandes effilées

Chapitre 9
La nutrition sportive pour les athlètes végétariens et véganes

9.1 Les sources de protéines pour les athlètes végétariens et véganes

Vous êtes peut-être végétarien ou végan, ou peut-être cherchez-vous simplement à diversifier vos sources de protéines. Quoi qu'il en soit, vous êtes au bon endroit. Nous allons explorer les différentes sources de protéines végétales disponibles pour vous, et comment les incorporer dans votre régime alimentaire pour soutenir vos objectifs sportifs.

Tout d'abord, la protéine est essentielle pour réparer et construire les tissus musculaires, ce qui en fait un nutriment crucial pour les athlètes. Les sources de protéines végétales les plus courantes sont les légumes, les légumineuses, les noix et les graines. Mais ne vous inquiétez pas, nous allons explorer chaque catégorie en détail pour vous donner une meilleure idée de ce que vous pouvez manger pour obtenir suffisamment de protéines.

Commençons par les légumes, qui peuvent être une source étonnamment riche en protéines. Les épinards, par exemple, contiennent environ 3 grammes de protéines par tasse. Les brocolis, les choux de Bruxelles et les champignons sont également de bonnes options. Cependant, si vous voulez maximiser votre apport en protéines, vous voudrez probablement vous tourner vers les légumineuses.

Les légumineuses, comme les lentilles, les pois chiches et les haricots noirs, sont une excellente source de protéines végétales. En plus de leur teneur élevée en protéines, elles sont également riches en fibres, ce qui peut aider à maintenir la satiété et une digestion saine. Les légumineuses peuvent facilement être incorporées dans des salades, des chili, des ragoûts et même des desserts.

Les noix et les graines sont également des sources riches en protéines. Les amandes, les noix de cajou et les noix contiennent environ 6 grammes de protéines par once, tandis que les graines de chia et de lin contiennent environ 5 grammes par cuillère à soupe. Les noix et les graines peuvent être consommées seules comme collation ou ajoutées à des smoothies, des salades ou des plats de légumes pour ajouter une texture croquante.

En plus de ces sources de protéines, il existe également des alternatives à base de plantes pour les produits d'origine animale tels que le fromage, le lait et la viande. Les alternatives à base de plantes pour la viande, comme le tofu et le tempeh, sont des sources riches en protéines et peuvent être utilisées dans des plats tels que des sautés, des currys et des sandwichs. Les alternatives à base de plantes pour le lait, comme le lait d'amande et le lait de soja, contiennent également des protéines et peuvent être utilisées dans des smoothies, des céréales ou d'autres recettes.

Enfin, il est important de noter que la combinaison de différentes sources de protéines végétales peut aider à fournir tous les acides aminés essentiels dont votre corps a besoin. Par exemple, la combinaison de légumineuses et de grains entiers crée une protéine complète qui fournit les acides aminés manquants dans chaque source individuelle.

En conclusion, les sources de protéines végétales sont nombreuses et variées, et peuvent être incorporées facilement dans votre régime alimentaire pour soutenir vos objectifs sportifs. Les légumes, les légumineuses, les noix et les graines sont tous des choix sains et riches en protéines, et les alternatives à base de plantes pour les produits d'origine animale peuvent également fournir des nutriments essentiels. En ajoutant une variété de sources de protéines végétales à votre alimentation, vous pouvez être sûr de fournir à votre corps les nutriments dont il a besoin pour atteindre vos objectifs sportifs. Alors, ne soyez pas timide, essayez de nouvelles recettes et découvrez toutes les merveilleuses options que la nature a à offrir !

9.2 Les aliments riches en fer pour les athlètes végétariens et véganes

Tout d'abord, il est important de comprendre que le fer est un minéral essentiel pour la production de globules rouges, qui transportent l'oxygène dans tout le corps. Cela signifie que le fer est particulièrement important pour les athlètes, car il peut aider à améliorer la performance en augmentant la capacité de l'organisme à transporter de l'oxygène vers les muscles.

Les aliments riches en fer se divisent en deux catégories : le fer héminique, que l'on trouve principalement dans les produits d'origine animale, et le fer non héminique, que l'on trouve principalement dans les aliments d'origine végétale. Les athlètes végétariens et végans doivent se concentrer sur la consommation d'aliments riches en fer non héminique pour maintenir un apport suffisant en fer.

Les légumes-feuilles verts sont un excellent choix pour les athlètes végétariens et végans. Les épinards, par exemple, sont riches en fer et peuvent facilement être ajoutés à une salade ou à un smoothie. Le chou frisé, le brocoli et le chou sont également de bonnes sources de fer non héminique.

Les légumineuses sont une autre excellente source de fer non héminique. Les lentilles, les pois chiches, les haricots noirs et les pois sont tous riches en fer et peuvent être ajoutés à des salades, des ragoûts ou des chili pour ajouter une dose supplémentaire de nutriments.

Les noix et les graines sont également des aliments riches en fer non héminique. Les graines de citrouille, les noix de cajou et les amandes sont de bonnes options à inclure dans votre alimentation quotidienne. Elles peuvent être consommées seules comme collation ou ajoutées àdes plats de légumes pour ajouter une texture croquante.

Les céréales enrichies en fer sont également une option facile pour les athlètes végétariens et végans. Les céréales pour petit-déjeuner et les pâtes enrichies en fer sont disponibles dans la plupart des supermarchés et fournissent une source pratique et facile à intégrer dans votre alimentation.

Enfin, il est important de noter que certains aliments peuvent affecter l'absorption du fer dans votre corps. Par exemple, le thé et le café peuvent réduire l'absorption du fer, alors qu'une source de vitamine C comme les agrumes ou les poivrons peut augmenter l'absorption du fer. Cela signifie qu'il est important de penser à la combinaison d'aliments lorsque vous planifiez vos repas pour maximiser l'absorption du fer.

En conclusion, les athlètes végétariens et végans peuvent facilement obtenir suffisamment de fer dans leur alimentation en choisissant des aliments riches en fer non héminique tels que les légumes-feuilles verts, les légumineuses, les noix et les graines, ainsi que les céréales enrichies en fer. En combinant ces aliments avec une source de vitamine C pour améliorer l'absorption du fer, vous pouvez être sûr de fournir à votre corps les nutriments dont il a besoin pour soutenir vos objectifs sportifs. Alors, n'hésitez pas à expérimenter de nouvelles recettes et à incorporer ces aliments riches en fer dans votre alimentation quotidienne pour maintenir votre performance sportive au top !

9.3 Les aliments riches en calcium pour les athlètes végétariens et véganes

Le calcium est un minéral essentiel pour la santé des os et des dents, mais saviez-vous qu'il jouait également un rôle important dans la contraction musculaire ? C'est pourquoi il est crucial pour les athlètes de consommer suffisamment de calcium pour maintenir leur corps en forme et en bonne santé.

Alors, quels sont les aliments riches en calcium qui conviennent aux sportifs vegans et végétariens ? Eh bien, on peut commencer par les légumes verts à feuilles sombres, tels que le kale, les épinards et le brocoli. Ces légumes sont non seulement riches en calcium, mais également en fer et en vitamines A et C. Ils sont donc un excellent choix pour les athlètes qui cherchent à renforcer leur système immunitaire tout en maintenant des os solides.

Si vous êtes plutôt fruits, vous pouvez opter pour les figues, les oranges et les kiwis. Ces fruits contiennent également du calcium, ainsi que des vitamines et des antioxydants. Les figues peuvent être consommées séchées ou fraîches, tandis que les oranges et les kiwis peuvent être dégustés sous forme de jus ou de smoothie.

Pour les sportifs vegans et végétariens qui aiment les produits laitiers, il existe une variété de produits laitiers végétaux tels que le lait d'amande, le lait de noix de coco, le lait de soja et le yaourt d'amande. Ces produits sont riches en calcium et peuvent être utilisés comme alternative aux produits laitiers traditionnels. Ils sont également riches en protéines et autres nutriments essentiels pour les athlètes.

Les légumineuses sont également une excellente source de calcium pour les végétariens et les vegans. Les lentilles, les pois chiches, les haricots noirs et les haricots rouges sont tous riches en calcium, en fer et en protéines. Vous pouvez les ajouter à vos salades, vos soupes ou vos plats principaux pour augmenter votre apport en calcium tout en profitant de leur saveur délicieuse.

Les fruits secs et les noix sont également riches en calcium. Les amandes, les noix du Brésil et les noisettes sont toutes des sources importantes de ce minéral vital. Les fruits secs comme les dattes, les raisins secs et les abricots séchés sont également riches en calcium, mais assurez-vous de les consommer avec modération car ils sont également riches en sucre.

Enfin, les aliments enrichis en calcium peuvent être une excellente option pour les athlètes vegans et végétariens. Les jus d'orange, les céréales pour petit-déjeuner et les barres énergétiques enrichies en calcium sont facilement accessibles dans les supermarchés et les magasins d'aliments naturels. Assurez-vous de vérifier les étiquettes pour vous assurer que les produits sont riches en calcium et qu'ils ne contiennent pas d'ingrédients indésirables.

En résumé, les athlètes vegans et végétariens peuvent facilement obtenir suffisamment de calcium en incorporant des aliments riches en calcium dans leur alimentation quotidienne. Les légumes verts à feuilles sombres, les fruits, les légumineuses, les noix et les aliments enrichis en calcium sont tous d'excellentes sources de ce minéral vital.

Alors, les sportifs vegans et végétariens, ne laissez pas le manque de sources de calcium vous freiner dans votre quête de performance.

9.4 Les compléments alimentaires pour les athlètes végétariens et vegans

Vous vous demandez peut-être si vous avez besoin de compléments alimentaires pour booster votre performance ?

Tout d'abord, il est important de comprendre que les compléments alimentaires ne sont pas nécessaires pour tous les athlètes, y compris les vegans et les végétariens. Avec une alimentation équilibrée et diversifiée, vous pouvez obtenir tous les nutriments dont votre corps a besoin pour performer au maximum.

Cependant, il existe des situations où les compléments alimentaires peuvent être bénéfiques pour les athlètes vegans et végétariens. Par exemple, les sportifs qui ont des besoins nutritionnels spécifiques en raison de leur entraînement intensif peuvent avoir besoin d'un supplément de vitamines ou de minéraux pour répondre à leurs besoins.

De plus, les végétaliens et les végétariens peuvent avoir besoin de compléments alimentaires pour compenser les nutriments qu'ils ne peuvent pas obtenir de leur alimentation. Par exemple, la vitamine B12, qui est essentielle pour la production de globules rouges et le fonctionnement du système nerveux, se trouve principalement dans les produits d'origine animale. Les végétaliens peuvent donc avoir besoin d'un supplément de vitamine B12 pour éviter une carence.

Il existe également des compléments alimentaires spécifiques pour les athlètes qui cherchent à améliorer leur performance. Les protéines en poudre sont un exemple courant de complément alimentaire utilisé par les sportifs pour augmenter leur apport en protéines et favoriser la récupération musculaire.

Les acides aminés, tels que la L-glutamine et la créatine, sont également populaires parmi les athlètes pour améliorer leur performance. La L-glutamine favorise la récupération musculaire et renforce le système immunitaire, tandis que la créatine augmente la force et l'endurance.

Il est important de rechercher des compléments alimentaires de qualité à base de plantes pour répondre à vos besoins nutritionnels et assurez-vous de les utiliser avec modération et sous la supervision d'un professionnel de la santé qualifié.

Alors, les sportifs végans et végétariens, n'ayez pas peur de recourir à des compléments alimentaires si cela est nécessaire pour répondre à vos besoins nutritionnels.

9.5 Les astuces pour éviter les carences

Parfois, malgré nos efforts, des carences peuvent apparaître et freiner notre progression. Pas de panique, voici quelques astuces pour éviter cela !

Tout d'abord, il est important de varier son alimentation. Ne mangez pas toujours les mêmes aliments, même s'ils sont bons pour vous. Imaginez que votre corps est un DJ et que les aliments sont les musiques qu'il mixe. Si vous lui donnez toujours les mêmes tracks, il risque de se lasser et de ne plus être aussi performant. Alors, faites-lui découvrir de nouveaux sons ! Essayez de nouveaux légumes, de nouvelles sources de protéines, de nouvelles épices... Votre corps vous remerciera.

Ensuite, soyez attentifs à vos apports en vitamines et minéraux. Il est important de consommer des aliments riches en ces nutriments essentiels pour éviter les carences. Mais pas de panique, ce n'est pas parce que vous n'aimez pas les épinards que vous allez manquer de fer ! Il y a plein d'autres aliments qui en contiennent, comme la viande rouge, les lentilles, les noix de cajou... Et pour les vitamines, pensez aux fruits et légumes de toutes les couleurs ! Chaque couleur correspond à un type de vitamines, alors variez les plaisirs. Et si vous n'arrivez pas à avoir tous les nutriments dont vous avez besoin dans votre alimentation, pensez aux compléments alimentaires. Mais attention, ce n'est pas une solution miracle, ils ne remplacent pas une alimentation équilibrée.

Enfin, n'oubliez pas de bien vous hydrater ! L'eau est essentielle pour notre corps, surtout lorsque l'on fait du sport. Alors, buvez régulièrement tout au long de la journée, pas seulement pendant l'effort. Si vous avez du mal à boire de l'eau, ajoutez-y des tranches de citron, de concombre ou de menthe pour donner un peu de goût.

Voilà pour les astuces pour éviter les carences ! Je vais vous donner un petit bonus : évitez les régimes restrictifs ou les diètes drastiques. Certes, ils peuvent vous faire perdre du poids rapidement, mais ils peuvent aussi entraîner des carences nutritionnelles. Et surtout, ils ne sont pas viables sur le long terme. Préférez une alimentation équilibrée et variée, qui vous permettra d'atteindre vos objectifs sportifs tout en prenant soin de votre corps.

En résumé, pour éviter les carences, variez votre alimentation, soyez attentifs à vos apports en vitamines et minéraux, hydratez-vous bien et évitez les régimes restrictifs. Et surtout, écoutez votre corps ! Si vous ressentez de la fatigue ou des symptômes inhabituels, consultez un professionnel de la santé.

Chapitre 10
La gestion du poids pour les sportifs débutants

10.1 L'importance de la balance énergétique

Nous allons parler de l'importance de la balance énergétique pour la gestion du poids. C'est un sujet très important car comprendre cette notion est essentiel pour atteindre vos objectifs de perte de poids.

Alors, qu'est-ce que la balance énergétique ? C'est tout simplement l'équilibre entre les calories que vous consommez et les calories que vous brûlez. Si vous consommez plus de calories que vous n'en brûlez, vous allez prendre du poids. Si vous brûlez plus de calories que vous n'en consommez, vous allez perdre du poids. C'est aussi simple que ça !

Maintenant, je sais que certains d'entre vous pourraient se dire : "Mais comment puis-je savoir combien de calories je consomme et combien de calories je brûle ?". Eh bien, ne vous inquiétez pas, il existe des outils pour vous aider à calculer votre consommation calorique et votre dépense énergétique. Vous pouvez utiliser des applications, des sites web ou même des montres connectées.

Mais soyons honnêtes, la balance énergétique est plus facile à comprendre qu'à mettre en pratique. Il peut être difficile de résister aux tentations de la nourriture et de trouver le temps pour l'exercice physique. Mais c'est là que la motivation et la discipline entrent en jeu. Fixez-vous des objectifs réalistes et atteignables, et suivez-les avec persévérance.

Et n'oubliez pas, la balance énergétique n'est pas seulement importante pour la perte de poids, elle est également importante pour votre santé en général. Un déséquilibre prolongé peut entraîner des problèmes de santé tels que l'obésité, le diabète et les maladies cardiaques.

Alors, mes amis, je vous encourage à prendre en compte la balance énergétique dans votre gestion du poids. Soyez conscients de ce que vous consommez et de ce que vous brûlez, et visez toujours l'équilibre. Et n'oubliez pas de prendre soin de votre corps avec une alimentation saine et de l'exercice régulièrement.

Enfin, je voudrais partager avec vous un conseil important : ne vous concentrez pas uniquement sur les chiffres de la balance. La perte de poids n'est pas le seul indicateur de votre réussite. Vous pourriez également remarquer des changements positifs dans votre niveau d'énergie, votre humeur et votre apparence physique. Ces changements sont tout aussi importants que la perte de poids.

Soyez conscients de ce que vous consommez et de ce que vous brûlez, et visez toujours l'équilibre. Et n'oubliez pas de célébrer vos réussites, quelles qu'elles soient. Vous êtes sur la bonne voie pour une vie plus saine et plus heureuse. Bon courage !

10.2 Les régimes alimentaires pour la prise de masse musculaire

Tout d'abord, il est important de comprendre que pour prendre du poids, vous devez consommer plus de calories que ce que vous brûlez. Cela signifie que vous devez manger plus de nourriture et faire de l'exercice régulièrement pour développer vos muscles.

Maintenant, parlons des régimes alimentaires pour prendre du poids. Il y en a plusieurs, mais je vais vous donner les grandes lignes de chaque méthode, de manière concise.

Tout d'abord, il y a la méthode classique : manger plus de calories que ce que vous brûlez. Cela signifie manger plus de nourriture riche en calories, comme les noix, les graines, les avocats, les fruits secs et les viandes rouges. Mais attention, cela ne signifie pas manger n'importe quoi ! Vous devez toujours choisir des aliments sains et riches en nutriments.

Ensuite, il y a la méthode de l'alimentation fractionnée. Cette méthode consiste à manger plusieurs petits repas tout au long de la journée pour augmenter votre apport calorique. Cela peut être très efficace pour ceux qui ont du mal à manger de grandes quantités de nourriture à la fois.

Il y a également la méthode de la supplémentation. Cela signifie prendre des compléments alimentaires pour augmenter votre apport en calories et en protéines. Les suppléments les plus courants sont les shakes protéinés, les gainers et les acides aminés.

Enfin, il y a la méthode de la prise de masse. Cette méthode consiste à manger des aliments riches en protéines et en glucides pour stimuler la croissance musculaire. Les aliments recommandés sont les viandes, les poissons, les œufs, les légumineuses et les céréales complètes.

Maintenant, je vais vous donner un conseil important : ne vous contentez pas d'une seule méthode. Essayez-en plusieurs et voyez celle qui fonctionne le mieux pour vous. Et n'oubliez pas : la clé de la réussite est la persévérance et la constance.

En plus des différentes méthodes pour prendre du poids, il y a quelques autres conseils à garder à l'esprit. Tout d'abord, assurez-vous de boire suffisamment d'eau pour garder votre corps hydraté et vos muscles en bonne santé. Ensuite, assurez-vous de faire de l'exercice régulièrement pour développer vos muscles et éviter de prendre du poids sous forme de graisse.

Enfin, n'oubliez pas que prendre du poids de manière saine est un processus graduel. Ne vous attendez pas à voir des résultats immédiats. Soyez patient, persévérez et continuez à travailler dur pour atteindre vos objectifs.

Conclusion

En conclusion, "La nutrition sportive pour les débutants ou comment manger comme les champions" est bien plus qu'un simple guide alimentaire. C'est un manuel qui vous permettra de comprendre l'importance de la nutrition dans la pratique sportive, mais également dans la vie de tous les jours. Vous y trouverez des conseils pratiques pour améliorer votre alimentation, ainsi que des informations précieuses sur les nutriments essentiels et leur rôle dans le corps.

Que vous soyez un athlète débutant ou confirmé, ce livre vous aidera à atteindre vos objectifs en matière de performance sportive, de récupération et de santé globale. En suivant les conseils et les recettes proposés, vous pourrez vous nourrir de manière optimale, en adoptant les habitudes alimentaires des plus grands champions.

Alors, n'hésitez plus, prenez les bonnes habitudes dès maintenant et commencer à manger comme les champions !

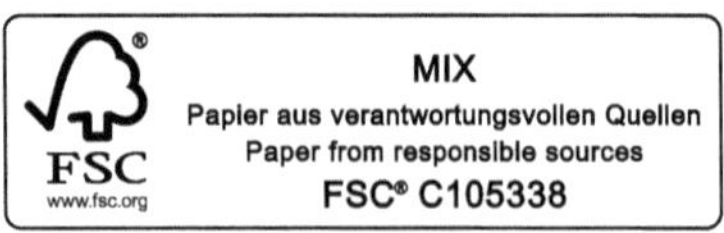

Printed by Books on Demand GmbH, Norderstedt / Germany